KB242871

채소 해독식

채소 해독식

세포 속
독소를 없애는
클린 혁명

이정인
지음

몽스북
mons

암 환자들을 상담하며 식이 가이드를 할 때 가장 자주 듣는 말이 있습니다. "약사님, 말씀하신 대로 하면 너무 먹을 것이 없어요." 그 말 속에는 두려움과 답답함, 막막함이 함께 담겨 있습니다. 좋다는 건 알겠지만, 도대체 무엇을 어떻게 먹어야 하는지 모르겠다는 호소이기도 합니다. 그래서 저에게는 『채소 해독식』이란 책이 참 반가웠습니다. 이제는 환자분들께 "한번 해보세요."가 아니라 "이 책에 나온 채소 해독식을 그대로 따라 해보세요."라고 자신 있게 권할 수 있게 되었기 때문입니다.

저자의 수고는 실로 대단합니다. 샐러드, 따뜻한 수프, 슬로푸드, 말린 채소, 반건조 채소까지, 전 세계의 채소 활용법을 한 권에 담아냈습니다. 덕분에 저 역시 단조롭던 채소 식단에 새로운 변화를 더할 수 있게 되었습니다. 이 책은 단순한 건강 이론서가 아니라 실제 식탁에서 바로 쓸 수 있는 '실천 가이드'입니다.

저자는 병원에서의 치료가 얼마나 중요한지 누구보다 잘 아는 전문가이지만, 거기서 멈추지 않고 "먹는 것이 곧 나이며, 먹는 대로 몸은 변한다."는 식치食治의 관점을 삶 속에서 실천하고 있기 때문입니다. 치료는 병원에서 시작되지만, 회복은 식탁에서 완성됩니다.

『채소 해독식』은 그 두 세계를 자연스럽게 연결해 주는 다리와 같은 책입니다. 환자와 가족 그리고 건강한 삶을 준비하는 모든 분께 이 책을 진심으로 추천합니다.

김훈하 (약사, 『열방약국 유방암 상담소』 저자)

서문

살다 보면 평생 잊히지 않는 순간을 만나게 됩니다. 제게 그런 순간은 암으로 세상을 떠난 친구와의 기억입니다. 아직도 전화하면 받을 것 같고, 마지막 친구의 모습까지 또렷하게 남아 있습니다. 초등학생 딸을 두고 떠난 친구가 생전에 남긴 말은 제가 의사로서 책임감을 갖고 암에 걸리지 않는 식습관을 공부하는 계기가 되었습니다.

"유방암과 투병하면서 몸이 너무 힘든데도 음식과 식습관에 대해 급하게 공부할 수밖에 없었어. 그리고 그제야 몸에 좋다고 믿고 먹어 왔던 것들이 사실은 그렇지 않았다는 걸 알게 됐어. 나에게 이런 이야기를 해주는 사람이 그동안 아무도 없었거든……."

그렇게 공부를 이어가다 보니 암 예방을 위한 식단은 암에만 국한되지 않고 심장 질환, 뇌혈관 질환 등 대부분의 만성 질환 예방에도 도움이 된다는, 어찌 보면 당연한 사실을 다시 한번 깨달았습니다. 이는 생리학적 면으로 볼 때 자연스러운 결과입니다. 섭취한 음식은 분해되어 온몸을 돌면서 우리 몸에 영향을 미치기 때문입니다.

진료 현장에서는 건강을 잃은 뒤에야 삶의 소중함을 깨닫는 환자들을 자주 만납니다. 생각보다 젊은 나이에 투병을 시작하고 수술대에 오르는 경우도 적지 않습니다. 학교에서 배우는 지식도 중요하지만, 그와 동시에 가정과 사회에서 올바른 식습관에 대한 교육이 충분히 이루어져야 한다는 생각이 듭니다. 특히 편리한 배달 음식과 각종 가공식품에 일찍부터 노출된 어린 세대를 떠올리면 이러한 문제의식은 더욱 커집니다.

자이언티의 노래 「양화대교」 중 "우리 행복하자 아프지 말고 아프지 말고 행복하자 행복하자"라는 가사는 모든 이의 바람일 것입니다. 살아 있는 동안은 건강하고 평온하게 지내다가, 죽을 때는 편안하게 이 땅을 떠나고 싶은 마음이 누구에게나 있으리라 생각합니다.

하지만 건강은 저절로 지켜지지 않습니다. 식습관, 수면, 운동, 마음 챙김, 인간관계라는 다섯 가지 축이 균형을 이룰 때 비로소 건강한 삶을 누릴 수 있습니다. 그리고 식습관은 다섯 손가락 중 엄지에 비유할 수 있을 만큼, 다른 생활 습관의 기초가 되는 요소입니다. "아는 것이 힘이다."라는 오랜 격언은 식습관에도 동일하게 적용됩니다. 올바른 식습관을 배워 실천해야 합니다.

이 책은 식습관 중에서도 '채소 해독식'을 해야 하는 이유와 실천 방법을 주로 다룹니다. 채소 해독식을 어떻게 일상에 적용할 수 있는지 구체적으로 담으려고 했습니다. 나와 우리 가족의 건강을 챙긴다는 마음으로 편하게 읽어주시면 좋겠습니다. 완벽하게 실천하지 않아도 괜찮습니다. 하루 한 끼 채소 위주의 식사, 규칙적인 수면, 꾸준한 운동, 마음을 돌보는 작은 습관 그리고 따뜻한 관계가 쌓이면 삶은 분명히 달라집니다. 다섯 가지 축이 함께 어우러질 때 우리의 삶은 오래도록 건강을 지켜낼 수 있습니다.

이 책이 아무쪼록 독자 여러분과 소중한 가족 그리고 사랑하는 이들의 건강한 삶을 위한 작은 길잡이가 되기를 바랍니다. 여러분의 삶이 별처럼 건강하고 빛나기를 소망합니다.

차례

1장

왜 채소 해독식을 해야 하는가

현대인에게는 채소 해독식이 절대적으로 필요하다

현대인의 몸은 눈에 보이지 않는 전쟁터와 같다. 우리가 먹는 음식과 숨 쉬는 공기, 생활 속 환경에는 다양한 독소가 숨어 있으며, 이러한 독소는 우리 몸의 면역 체계를 자극해 염증 반응을 일으킬 수 있다. 오랜 기간 축적된 염증은 당뇨·심혈관 질환·치매·암 같은 만성 질환으로 이어질 가능성을 높인다. 필자는 이른바 '독소 → 염증 → 질병'으로 이어지는 악순환을 끊는 가장 단순하고 강력한 방법의 하나로 '채소 해독식'을 소개하고자 한다.

채소에 들어 있는 다양한 영양소는 체내의 독소를 배출할 뿐 아니라 염증 완화에 관여하고, 면역력과 해독에 필수적인 장내 환경과 호르몬 균형을 유지하는 데 중요한 역할을 한다. 채소 해독식은 곧 해독을 통한 염증 관리이며, 만성 염증을 낮추어 신체의 회복력을 높이는 생활 속 건강 관리 방식이라고 할 수 있다.

먹는 게 이렇게 중요할 줄은 몰랐다

나는 어렸을 때부터 비만이었다. 밥을 먹고도 단것이 당겨서 후식으로 초콜릿을 먹을 정도였다. 책 읽기를 무척이나 좋아하고 체육 시간을 아주 싫어했던, 전형적인 안경 낀 다독가였다.

대학 입학 후 몸매 관리를 위해 다이어트를 쉼 없이 하는 친구들을 보며 적잖은 충격을 받았다. 친구들을 따라 해보려고도 했으나 오랜 기간 몸에 밴 식습관을 바꾸는 일은 쉽지 않았다. 의과대학에 다니고 있었지만 정작 영양과 식습관에 대해서는 체계적으로 배울 기회가 거의 없었다. 그래서 이 다이어트법을 시도했다가 저 다이어트법으로 옮겨 가며 유행하는 다이어트법을 반복했다. 의사가 된 이후에도 건강한 식습관의 방향을 명확히 잡지 못한 상태는 크게 달라지지 않았다.

의사로 일하던 10년 차 무렵, 우연히 다이어트에 효과가 있다고 알려진 당질 제한식과 고지방 저탄수화물식을 접하게 되었다. 당질 제한식은 혈당 조절과 체중 감량에 도움이 된다는 점에서 일본에서 큰 인기를 끌었으며, 전통적인 주식인 곡물 섭취를 줄이고 고기, 달걀, 두부, 채소 등을 중심으로 식사하는 방식이다.

일본의 유명 작가인 기리야마 히데키는 당질 제한식으로 엄청난 체중 감량에 성공한 경험을 바탕으로 『아저씨 다이어트 클럽의 기적』을 집필해 많은 사람에게 당질 제한식의 동기를 부여하고 큰 영향을 주었다. 그러나 이후 심장마비로 사망해서 큰 충격을 주었다. 또한 극단적으로 탄수화물을 제한하는 고지방 저탄수화물식 역시 과도한 지방 섭취로 인한 혈관 질환이나 암 등의 위험 논란에서 자유롭지 못하다.

30대 후반 무렵의 어느 날, 식습관에 대해 본격적으로 공부해야겠다고 결심하게 된 계기가 있었다. 가까운 친구가 유방암 진단을 받은 것이다. 친구는 의사인 나에게 호소했다.

"유방암과 투병하면서 몸이 너무 힘든데도 음식과 식습관에 대해 급하게 공부할 수밖에 없었어. 그리고 그제야 몸에 좋다고 믿고 먹어 왔던 것들이 사실은 그렇지 않았다는 걸 알게 됐어. 나에게 이런 이야기를 해주는 사람이 그동안 아무도 없었거든……"

그날 나는 아무 말도 할 수가 없었다. 나 역시 여러 식사법을 시도해 보면서 시행착오를 겪고 있었고 '뭐든 골고루 잘 먹으면 좋다.'라는 막연한 지식밖에 알지 못했기 때문이었다. 그로부터 7년 후 친구는 유명을 달리했다.

'무엇이 잘못된 것일까, 어디서부터 잘못된 것일까…….'

장례식장에서 친구의 초등학생 어린 딸을 눈물을 참고 안으면서 이런 생각이 떠나지 않았다. 황망함과 우울감 속에서 보낸 몇 달 동안 친구가 생전에 말했던 식난 이야기가 떠올랐고, 암 환자들이 식습관부터 바꾸는 것에 주목하여 음식과 건강의 관계를 본격적으로 연구하기로 마음먹었다. 그 과정에서 어떤 식이요법을 선택하든 채소의 역할이 매우 중요하다는 점과, 우리 몸이 보이지 않는 독소와 염증에 지속적으로 노출되어 있다는 사실을 다시 확인할 수 있었다.

내 몸이 스스로 만든 독

우리의 몸 안에서는 끊임없이 독소가 생성된다. 이를 내인성 독소라고 하며, 그중 대표적인 것이 활성 산소이다. 활성 산소는 세포가 에너지를 만드는 대사 과정 중에 자연스럽게 발생한다. 적정 수준에서는 면역 작용에 도움이 되지만, 과도하게 쌓이면 세포막과 DNA를 손상시키고 만성 질환의 위험을 높인다.

이처럼 활성 산소가 지나치게 많아져 세포가 손상되는 상태를 산화 스트레스라고 한다. 스트레스와 부정적인 감정과 같은 정신적 요인 역시 체내의 활성 산소를 증가시켜 대사 기능과 염증 반응에 영향을 줄 수 있다.

우리 몸의 해독 기능이 저하되면 β-아밀로이드, 요소, 암모니아, 잔여 호르몬 등과 같은 물질이 체내에 축적되어 면역과 대사 기능을 방해할 수 있다. β-아밀로이드는 치매와 관련이 있는 물질로 수면 중 뇌의 배출 시스템이 제대로 작동하지 않으면 제거되지 못한다.

단백질 대사 산물인 요소는 간에서 해독되고 신장을 통해 배출되어야 하는 독성 물질이며, 암모니아도 단백질 대사 산물로서 간 기능이 떨어져서 축적되면 심각한 질병을 일으킬 수 있다. 호르몬 역시 역할을 다한 뒤에는 분해되어 배출되어야 하는데, 이 과정이 원활하지 않으면 몸에 축적되어 내분비계의 균형이 흐트러질 수 있다.

우리 몸은 호르몬 균형이 잘 유지되어야 신체 각 기관이 정상적으로 작동할 수 있다. 예를 들어 혈당 조절에 중요한 인슐린이 과도하게 분비되고 세포가 이에 반응하지 않으면 인슐린 저항성이 생기고, 비만과 당뇨의 주요 위험 요인이 된다. 성호르몬인 에스트로겐이 체내에 과잉 축적되면 유방암 발생 위험이 높아질 수 있고, 스트레스 호르몬인 코르티솔이 만성적으로 배출되지 않으면 염증 반응이 증가할 수 있다. 갑상샘 호르몬이 과다하면 신진대사가 과도하게 항진되고, 멜라토닌 분비 이상은 수면 장애와 연관이 있다. 이처럼 호르몬의 생성, 대사, 배출이 원활하지 않으면 다양한 만성 질환의 위험이 높아진다.

스트레스 또한 우리 몸의 독소로 작용한다. 스마트폰이 있는 한 우리는 언제 어디서나 온라인 세계에 연결되어 있으며, 이 연결은 끊임없이 우리의 뇌를 자극한다. SNS에는 화려하고 밝은 이미지가 넘쳐나고, 사람들은 이를 보며 자연스럽게 자신과 타인을 비교하게 된다. 동시에 부정적이고 자극적인 뉴스 기사는 우리를 놀라게 하고 정신적으로 피곤하게 한다.

뇌는 수많은 정보를 처리하느라 쉬지 못하고 불안, 분노, 우울감, 상대적 박탈감, 부정적인 감정과 생각, 스트레스가 쌓이게 된다. 이러한 감정들은 스트레스 호르몬의 분비를 촉진해 산화 스트레스를 증가시킨다.

몸은 매일 환경과 싸우고 있다

체외에서 들어오는 독소를 외인성 독소라고 하는데, 우리 몸은 일상 생활 속에서 의식하시 못하는 사이 다양한 독소에 지속적으로 노출된다. 우리는 음식을 통해 영양소를 흡수하지만 부득이하게 독소도 함께 받아들이고 있다. 우리가 자주 먹는 음식에는 가공식품과 식품 첨가물은 물론이고 미세 플라스틱, 해양 오염으로 인해 해산물에 축적된 중금속과 화학 물질도 포함되어 있다.

마트에서 쉽게 접하는 가공식품에 포함된 식품 첨가물의 수는 셀 수 없을 정도인데, 이는 식품의 부패를 막고 맛과 향, 질감을 내기 위해 널리 사용된다. 특히 햄이나 소시지 등에 들어 있는 아질산나트륨은 오래전부터 대표적인 발암 물질로 지적되어 왔으며, 식품에 사용되는 여러 합성 색소 역시 일부 사람에게 알레르기 반응을 일으키거나 신경계에 해를 줄 수 있다는 연구 결과가 보고되고 있다.

패스트푸드나 인스턴트식품에 흔히 사용되는 트랜스 지방은 혈관 건강에 치명적인 영향을 줄 수 있으며, 단맛을 내는 인공 감미료는 장내 미생물에 영향을 주고 인슐린 저항성을 높일 수 있다. 최근 학계에서 주목하는 성분 중 하나가 AGEs Advanced Glycation Endproducts(최종 당화 산물)인데, 노화와 만성 질환의 주요 원인 중 하나로 여겨지기 때문이다. AGEs는 특히 음식을 굽거나 튀길 때 많이 생기며, 체내에 과도하게 축적되면 신경과 혈관 손상을 일으킬 수 있다.

현대인의 삶은 다양한 환경 호르몬에도 지속적으로 노출되어 있다. 이는 체내 호르몬과 유사한 작용을 하여 내분비계에 악영향을 준다. 배달 음식과 외식이 늘면서 급증한 식재료 포장 용기와 랩, 페트병 음료, 차를 마실 때 쓰는 나일론 티백, 국을 만들 때 쓰는 육수 팩, 통조림 등도 미세 플라스틱이나 화학 물질이 녹아 나올 가능성이 있다. 이뿐만 아니라 세제, 세안제, 화장품, 향수, 방향제 같은 생활용품도 피부 흡수나 흡입을 통해 우리 몸속으로 들어올 수 있는 독소의 통로가 된다.

점점 심해지는 미세 먼지 또한 대표적인 외부 독이다. 미세 먼지는 크기에 따라 미세 먼지(지름 10µm 이하)와 초미세 먼지(지름 2.5µm 이하)로 나뉘는데, 이 중 특히 문제가 되는 것은 초미세 먼지다. 초미세 먼지는 코와 기관지를 거쳐 산소와 이산화탄소를 교환하는 폐포까지 도달할 수 있고, 모세 혈관이 풍부한 폐포를 통해 혈액 속으로 흡수될 수 있다. 또한 미세 먼지는 자체로도 해롭지만, 표면에 중금속이나 독성 물질이 달라붙어 함께 체내로 유입되기 때문에 건강 위험이 더욱 커진다. 담배 연기처럼 전신에 영향을 미치며 만성 염증을 일으키고 면역 기능을 저하시켜 호흡기 질환과 심혈관 질환의 위험을 높인다.

몸이 가볍고 활력 넘친다고 마지막으로 느낀 건 언제인가? 먹고 있는 음식이 나를 살린다고 느껴본 적 있는가? 일상에서 내가 어떤 해독 습관을 갖고 살아가는지 살펴봐야 한다. 사실 많은 사람이 병원에서 질병을 진단받기 전까지는 자신이 건강하다고 생각한다. 특별한 질병이 없어도 아침에 개운하지 않고, 자주 붓고, 소화가 잘되지 않으며, 이유 없이 우울한 날이 많다면 몸이 제대로 해독되지 못하고 있다는 신호일 수도 있다. 대부분의 만성 질환은 조용히 그리고 아주 오랫동안 축적된 결과이기 때문이다.

doctor's advice

✓ 현대인의 몸은 보이지 않는 독소와 염증에 지속적으로 노출되어 있다.

✓ '독소 → 염증 → 질병'으로 이어지는 악순환을 끊는 방법은 꾸준히 채소를 섭취하는 것이다.

생활 속에서 실천하는 염증 해방 습관

몸 안에서 일어나는 보이지 않는 염증을 불에 비유하면 이해하기 쉬울 것이다. 급성 염증은 산에 잠시 불이 붙었다가 금세 꺼지는 작은 불과 같다. 상처나 감염이 생겼을 때 몸이 스스로 치유하기 위해 일으키는 정상적인 반응으로, 잠깐 치솟았다가 사라지며 오히려 우리 몸을 지키는 역할을 한다. 하지만 문제는 만성 염증이다. 겉으로는 불이 다 꺼진 듯 보이지만, 땅속 낙엽과 나무 밑동에 숨어 조금씩 피어오르는 잔불처럼 우리 몸속 조직을 미세하지만 끊임없이 손상시킨다. 이 잔불을 제때 끄지 않으면 결국 다시 타올라 커다란 산불, 즉 암, 심장병, 당뇨, 치매 같은 만성 질환으로 번진다.

우리가 채소 해독식을 통해 하는 일은 바로 이 숲속의 잔불을 꺼뜨리는 것이다. 만성 염증을 줄이면 만성 질환을 예방할 수 있으며, 몸은 스스로 회복할 기회를 되찾는다.

채소가 부족한 식탁, 병은 그 틈을 파고든다

채소 해독식이라고 하면 많은 사람이 단식이나 주스만 마시는 극단적인 식사법이나 며칠간만 하는 클렌징 프로그램, 체중 감량만을 목표로 한 식단으로 오해하기도 한다. 그러나 이 책에서 말하는 채소 해독식은 매일 식탁에서 실천할 수 있는 생활 속 식사법이며, 자연스럽게 회복과 정화를 유도하는 식습관이다. 특별한 약이나 보조제 없이 제철 채소와 자연식 재료들을 활용하며, 밥상 위의 나물 반찬, 채소 수프, 샐러드 한 접시로 시작해도 충분하다. 핵심은 가공식품을 피하면서 채소 섭취를 꾸준히 실천하는 데 있다.

나는 어릴 때부터 채소가 건강에 좋으니 많이 먹으라는 말을 수없이 들으며 자랐다. 그러나 채소가 왜 좋은지, 어디에 도움이 되는지는 잘 알지 못했다. 게다가 맛조차 없었기에 '몸에 좋은 것은 곧 맛없는 것'이라는 고정 관념도 가지게 되었다. 채소의 맛을 제대로 알게 된 것은 중년이 된 이후였다.

"아이들은 하루가 다르게 자란다."라는 말이 있지만, 중년이 되면 하루가 다르게 여기저기가 아프기 시작한다. 관절과 허리가 아프고 체력과 시력이 떨어지는 것은 물론이고 심지어 단어도 잘 기억나지 않는 이때야말로 채소의 효능이 절실히 필요한 시기이다. 채소에는 해독 작용에 도움이 되는 식이 섬유와 수분이 풍부하고, 비타민과 미네랄, 파이토케미컬Phytochemical, 항산화 물질이 다량 들어 있기 때문이다.

식습관과 실병의 관계를 밝히는 연구는 오래전부터 꾸준히 이어져 왔다. 사고로 인한 외상이나 감염과 달리 당뇨병, 고혈압, 고지혈증, 심장병, 암 등의 만성 질환은 오랜 기간 누적된 신체 내 변화의 결과로 진단된다. 예를 들어 인슐린 저항성이 수년간 진행되다가 당뇨병으로 진단되고, 혈관 내 염증과 동맥경화가 진행되다가 고혈압이나 심근경색으로 나타난다. 또한 비만, 만성 염증, 산화 스트레스가 서서히 세포 손상을 일으켜 암이나 대사 질환으로 이어진다. 그러므로 좋은 식습관은 질병을 예방하고 건강을 지키는 데 필수적이라고 할 수 있다.

미국의 영양학 박사 콜린 캠벨은 1983년부터 약 20년에 걸쳐 미국 코넬대학교, 영국 옥스퍼드대학교, 중국 예방의학과학원과 함께 '차이나 스터디CHINA Study'를 진행했다. 이 연구는 중국의 농촌과 도시를 비교하여 식습관과 만성 질환의 관계를 살펴본 대규모 조사였다. 연구 결과 식물성 식품의 섭취가 늘어날수록 만성 질환의 발생은 감소하고, 동물성 식품의 섭취가 늘어날수록 증가하는 경향이 확인되었다[『무엇을 먹을 것인가』(콜린 캠벨, 토마스 캠벨 지음, 열린과학) 참고].

또한 미국의 의사 딘 오니시 박사는 생활 습관 개선을 통해 관상동맥 심장 질환 환자의 혈관 상태를 개선시켜 주목을 받았고, 일본의 의사 고오다 미쓰오는 자연 치유력을 중시하는 '니시 의학'을 바탕으로 소식과 생채식으로 여러 난치병을 호전시켰다.

음식의 영향은 생각보다 크다

비건은 아니지만 채식에 관심이 많아 해마다 코엑스에서 열리는 비건 페어를 자주 관람한다. 예상외로 가공식품과 배달 음식에 익숙한 젊은 사람들도 적지 않은데, 오랫동안 자신의 몸을 써야 하는 초고령화 시대에 건강과 영양, 식습관에 대한 관심이 높아지고 있다는 점은 분명 긍정적이다. 비건 페어는 2020년에 시작된 이후 매년 관람객이 꾸준히 증가하고 있다. 또한 2015년 이후 10년 만에 다시 열린 '사찰 음식 대축제'도 성황을 이뤘다. 매 끼니 밥상에서 다양한 채소를 꾸준히 먹으려는 노력이 점차 가시화되고 사회적 관심으로 이어지고 있는 것이다.

채소 섭취의 중요성이 커지면서 이와 관련된 행사는 국제적으로도 꾸준히 개최되고 있다. 유럽의 베지월드VeggieWorld나 베지페스트Vegfest UK는 단순한 비건 식품 박람회를 넘어 채소 중심의 삶을 지향하는 시속 가능한 라이프스타일 운동의 상으로 발선했다. 참가자들은 셰프의 채식 요리 시연을 보고, 환경 강연을 들으며 식생활과 삶의 방식을 함께 고민한다.

아시아에서는 발리 비건 페스티벌Bali Vegan Festival이 대표적인데, 요가와 명상, 자연식, 해독 워크숍이 결합된 형태의 축제다. 참가자들은 며칠간 가공식품을 멀리하고 제철 채소와 허브차, 발효식을 중심으로 식사를 하며 몸의 변화를 경험한다. 그 과정에서 몸의 해독이 마음의 안정으로 이어진다는 점을 자연스럽게 체감한다.

우리는 흔히 음식의 양이나 칼로리에만 집중하지만, 실제로는 음식이 몸속에서 어떤 대사 과정을 거치고 어떤 부산물을 남기는지가 더 중요하다. 기름에 튀긴 음식이나 지나치게 달고 짠 음식, 인공 감미료가 들어간 음료는 순간의 만족감은 크지만 체내 염증을 높이고 혈관과 장, 뇌에 부담을 준다. 반대로 다양한 색깔의 채소를 충분히 섭취하면 해독 효소가 활성화되고 항산화 물질이 공급되어 세포 손상을 예방하는 데 도움이 된다. 결국 '무엇을 먹느냐'가 하루의 에너지와 기분은 물론이고 장기적인 건강 상태를 좌우하는 핵심 요소라고 할 수 있다.

음식은 몸의 편안함뿐만 아니라 기분과 정서에도 큰 영향을 미친다. 대표적인 예가 정제 탄수화물과 단순당이 많은 음식이다. 이런 음식은 혈당을 빠르게 올렸다가 급격히 떨어뜨리는 혈당 스파이크를 일으키며, 먹을 때는 잠시 만족감을 주지만 곧 피로감과 무기력을 유발한다. 그 결과 더 자극적인 음식을 찾게 되고 감정적인 폭식으로 이어지기 쉽다. 반면 섬유질과 천연 항산화 성분이 풍부한 채소는 혈당을 안정시켜 하루 종일 에너지와 집중력을 일정하게 유지하도록 돕는다.

생활 속에서 완성하는 해독

많은 사람들은 해독이라고 하면 '무엇을 먹느냐'에만 초점을 맞춘다. 물론 음식은 해독의 중요한 출발점이지만, 해독은 주방에서 그치지 않는다. 매일 사용하는 세제와 화장품, 조리 도구, 마시는 물과 숨 쉬는 공기, 각종 생활용품은 물론이고 하루의 움직임과 수면 습관까지 모두 해독의 범위에 포함된다. 독소는 음식뿐 아니라 피부, 호흡, 감정 등 다양한 경로를 통해 몸에 들어오기 때문에 몸의 회복력은 생활 전반의 환경에서 결정된다. 따라서 식탁 위의 변화를 시작으로 집 안과 하루를 이루는 모든 요소에서 해독을 실천할 때 건강은 한층 더 견고해질 것이다.

일상에서 자주 사용하는 화학 제품들은 성분을 꼼꼼히 확인하고, 가능하다면 천연 원료나 단순한 성분의 제품으로 대체하는 것이 바람직하다. 〈유해헌터 강상욱 교수의 위험한 초대〉는 상명대학교 화학에너지공학과 강상욱 교수가 운영하는 유튜브 채널로, 우리가 흔히 접하는 식품과 생활용품, 화장품, 조리 도구, 포장재 등에 숨어 있는 유해성을 알기 쉽게 설명한다. 세탁 세제와 주방 세제, 방향제, 화장품, 헤어 제품, 플라스틱 용기 등은 편리하지만, 그 안에는 호르몬 교란 물질이나 발암 가능 물질, 피부 자극 성분이 포함된 경우도 적지 않다.

현대인의 생활 습관 역시 해독을 어렵게 만드는 요인이다. 장시간 앉아 지내는 생활은 대사 기능을 떨어뜨리고, 해독에 필수적인 혈액 순환과 림프 순환을 둔화시킨다. 예전처럼 밭을 매거나 마당을 쓸고, 걸어서 장을 보러 가는 일이 줄어든 만큼 의도적으로 몸을 움직일 필요가 있다. 하루 1만 보 걷기가 이상적이지만, 부담스럽다면 30분 이상의 꾸준한 걷기나 계단 오르기부터 시작해도 충분하다. 규칙적인 운동은 비만을 예방하고 해독을 돕는 중요한 습관이며, 운동 못지않게 충분한 수면 또한 해독에 큰 영향을 미친다.

건강을 위해 특히 강조하고 싶은 것은 금연이다. 미세 먼지에는 민감하게 반응하면서도 흡연의 독성에는 둔감한 경우가 많지만, 흡연은 수많은 암과 만성 폐쇄성 폐 질환, 심혈관 질환의 주요 원인이다. 금연은 해독 생활의 첫걸음이자 필수 조건이다. 간접흡연의 피해 역시 매우 크기 때문에 자신과 타인의 건강을 위해서도 금연은 강력히 권장된다.

이와 함께 스트레스와 감정을 관리하는 '마음 해독'도 중요하다.

스트레스와 부정적인 감정은 호르몬 균형을 무너뜨리고 면역력을 약화시키며, 장기적으로는 염증 반응을 높여 질병의 위험을 키운다. 명상과 깊은 호흡, 취미 활동, 자연 속에서 보내는 시간은 마음속 독소를 비워내는 효과적인 방법이다.

결국 많은 질병은 약보다 식습관의 변화로 예방되고 관리되며, 경우에 따라서는 되돌릴 수도 있다. 채소 해독식은 그러한 변화의 출발점이 될 수 있다. 질병은 병원에서 진단받지만 회복은 식탁 위에서 시작되며, 어떤 음식을 선택하느냐는 어떤 삶을 선택하느냐와 다르지 않다. 독소에 노출된 삶은 피하기 어렵지만, 몸에 독소가 쌓이도록 방치할 것인지, 정기적으로 비워낼 것인지는 선택할 수 있다. 우리 몸은 스스로 회복할 수 있는 힘을 지니고 있으며, 채소 해독식은 그 회복을 돕는 가장 순하고도 강력한 도구다.

doctor's advice

✓ 채소 해독식은 단식이나 주스만 마시는 극단적인 식사법이 아니다. 클렌징 프로그램이나 체중 감량 식단도 아니다.

✓ 채소 해독식은 매일 실천할 수 있는 생활 속 식사법이며, 자연스럽게 회복과 정화를 유도하는 식습관이다.

작지만 강한 채소 속 미량 영양소의 힘

이런 사람들이 은근히 많다. 아침에 일어나자마자 커피 없이는 하루를 시작할 수 없고, 오후가 되면 머리가 무거워지며 집중력이 눈에 띄게 떨어진다. 주말 동안 충분히 잤다고 생각했는데도 피로가 풀리지 않고, 월요일 아침 출근길은 유난히 힘겹게 느껴진다. '나이 탓'이거나 '의지가 부족해서'라고 스스로를 탓해 보기도 한다.

그러나 수년간 반복된 식습관과 환경적 요인, 지속적인 스트레스와 수면 부족, 환경 독소 노출, 가공식품 위주의 식사가 겹치면 만성 염증이 서서히 진행되고, 그 결과 몸의 회복력은 점점 떨어지며 면역력도 약해진다. 결국 작은 자극에도 쉽게 무너지는 상태가 된다.

간의 해독을 돕는 채소의 미량 영양소

간은 우리 몸의 주요 해독 기관으로, 다양한 독소를 처리한다. 이 과정에서 채소에 들어 있는 미량 영양소는 필수적인 역할을 한다. 간의 해독 과정은 크게 두 단계로 나뉘는데, 1단계에서는 독소를 반응성이 높은 물질로 바꾸고, 2단계에서는 이를 수용성 물질로 전환해 몸 밖으로 배출할 수 있도록 만든다. 물에 녹는 수용성 독소는 소변이나 땀, 담즙을 통해 비교적 쉽게 배출되지만, 기름에 녹는 지용성 독소는 체내에 축적되기 쉬워 반드시 간의 해독 과정을 거쳐 수용성으로 바뀌어야 배출될 수 있다.

채소에 풍부한 미량 영양소는 이 두 단계 모두에 관여해 간 해독 효소를 활성화하고 독소 배출이 원활히 이루어지도록 돕는다. 특히 채소는 글루타티온과 같은 강력한 해독 물질의 생성을 촉진해 간세포를 독소로부터 보호하고 재생을 돕는 동시에, 지방간 예방에도 기여한다.

현대인은 알코올이나 탄수화물을 과도하게 섭취하면서 지방간이 생기기 쉽다. 지방간이 형성되면 간의 해독 기능은 자연스럽게 저하된다. 간의 해독 과정에는 여러 효소의 작용이 필요한데, 지방간 상태에서는 이러한 효소의 발현이 줄어들어 독소를 중화하고 배출하는 속도가 느려진다. 시간이 지나면 지방간은 염증을 유발해 간세포를 손상시키고, 해독 능력을 더욱 떨어뜨리는 악순환으로 이어진다. 또한 지방간은 해독된 독소를 배출하는 담즙의 생성과 흐름을 방해할 수 있다. 실제로 비만한 사람들 가운데 상당수가 지방간을 함께 가지고 있어 적절한 체중 유지는 간의 해독 기능을 지키는 데 매우 중요하다.

간의 해독 과정에서는 활성 산소가 발생하는데, 이는 항산화제에 의해 중화되어야 한다. 채소에 풍부한 미량 영양소는 효과적인 항산화 작용을 통해 간세포를 보호하고 간의 재생을 돕는다. 특히 채소에 풍부한 비타민 C는 강력한 항산화제로 작용하여 활성 산소로부터 간세포를 보호하며, 비타민 A의 전구체precursor인 베타카로틴은 간세포를 손상으로부터 지키고 간의 재생 능력을 높이는 데 기여한다. 비타민 B군 역시 간에서 독소를 분해하는 효소의 작용을 도와 독소 배출 과정을 촉진한다.

채소에 함유된 마그네슘은 간 해독 효소의 활성을 높여 해독 기능 전반을 지원하고, 아연과 셀레늄은 간의 해독 과정 2단계에서 중요한 역할을 하는 글루타티온의 생성을 촉진하는 데 관여한다. 비타민 E는 세포막을 보호하며 항산화 작용을 통해 해독 과정을 돕고, 비타민 B6, B9(엽산), B12는 해독 효소의 작용을 보조한다. 또한 황은 해독에 필요한 황화합물의 원료가 된다. 이러한 채소 속 미량 영양소는 담즙 생성을 촉진해 독소가 장을 통해 배출되도록 돕는다.

독소 배출을 돕는 미량 영양소

간에서 해독된 독소는 주로 소변, 대변, 땀의 세 가지 경로를 통해 몸 밖으로 배출된다. 간은 독소를 화학적으로 처리해 배출 가능한 형태로 만드는 역할을 한다. 독소가 효과적으로 배출되기 위해서는 해독 기관인 간뿐만 아니라 배출을 담당하는 신장, 장, 피부의 역할도 매우 중요하다.

채소에 풍부한 미량 영양소는 이 모든 과정을 도와 독소 배출을 촉진하고 체내 독소 축적을 예방함으로써 해독의 효율을 높인다. 만일 독소가 제대로 배출되지 않고 체내에 축적되면 염증과 피로, 면역 저하, 피부 이상 등 다양한 건강 문제를 일으킬 수 있다.

해독은 여러 기관의 협력으로 이루어지지만, 특히 간과 신장의 역할이 핵심이다. 어느 한쪽의 기능이 크게 저하되면 해독 과정 전반이 흔들릴 수밖에 없다. 신장은 혈액 여과, 노폐물 배출, 수분과 전해질 균형 조절, 산-염기 균형 유지, 호르몬 분비와 간접적 해독 조절을 하는 매우 중요한 기관이다. 신장 기능이 크게 저하된 신부전 환자가 투석을 통해 독소를 제거해야 하는 이유도 여기에 있다. 채소에 풍부한 칼륨은 체내 나트륨과 균형을 맞춰 혈압을 조절하여 신장을 보호하고, 비타민 C는 강력한 항산화 작용으로 신장 세포를 보호하고, 마그네슘은 염증 완화에 도움을 준다.

장은 단순한 소화 기관을 넘어 해독 과정에서도 중요한 역할을 한다. 소장과 대장은 각각 다른 방식으로 해독에 관여한다. 소장은 간에서 해독된 독소가 담즙과 섞여 이동하는 통로 역할을 하며, 채소에 포함된 미량 영양소는 장벽을 튼튼하게 유지해 독소의 재흡수를 막는다. 반면 대장은 소장에서 이동된 독소를 배변을 통해 몸 밖으로 내보내는 역할을 하는데, 채소의 식이 섬유는 장운동을 촉진하고 독소를 흡착해 해독 과정을 원활하게 한다. 이 과정에서 장내 염증이 완화되고 유익균이 자랄 수 있는 환경도 함께 조성된다.

간과 신장이 해독의 중심 역할을 하지만, 우리 몸은 이외에도 여러 기관을 통해 독소를 배출한다. 폐는 숨을 내쉴 때 이산화탄소와 일부 휘발성 독소를 내보내며, 미세 먼지와 흡연 물질 같은 외부 독소에 맞서야 한다. 이때 채소 속 비타민 C와 카로티노이드가 폐 점막을 보호하고 염증 반응을 완화하는 데 도움을 준다. 피부는 체온 조절과 함께 땀을 통해 중금속과 노폐물을 배출하는 보조 해독 통로로 작용한다. 채소에서 얻은 수분과 미네랄은 이 과정에서 땀으로 손실된 영양소를 보충해 균형을 유지한다. 림프계는 대사 노폐물을 회수하고 면역 세포가 독소와 병원체를 처리하는 경로가 되며, 채소의 파이토케미컬은 림프 순환과 면역 해독 기능을 강화하는 데 기여한다.

면역과 해독은 함께 간다

우리 몸에서 해독이 원활해야 하는 이유는 여러 가지가 있지만, 그 중에서도 면역과의 깊은 연관성을 빼놓을 수 없다. 체내에 독소가 과도하게 축적되면 만성 염증을 유발하고, 이는 면역계의 균형을 무너뜨릴 수 있다. 해독과 면역은 서로를 보완하는 관계로, 해독 과정이 잘 이루어져야 면역 기능도 안정적으로 유지된다. 반대로 면역력이 높아지면 해독 능력 역시 강화된다. 채소에 풍부한 미량 영양소는 해독과 면역 과정 모두에 관여하므로 채소를 충분히 섭취하는 것은 두 기능을 함께 높이는 데 중요한 도움이 된다.

우리 몸은 매 순간 외부의 병원체(세균, 바이러스, 독소)와 내부에서 발생하는 노폐물, 염증 물질에 노출된다. 이때 면역은 이를 방어하고, 해독은 제거하는 역할을 담당한다. 즉, 면역이 '싸우는 힘'이라면, 해독은 '청소하는 힘'이다. 해독을 담당하는 간과 장, 신장 등은 우리 몸의 면역 체계가 안정적일 때 염증 없이 원활히 기능한다. 면역력이 약해지면 해독 과정의 전반적인 효율이 떨어지고 독소가 체내에 축적되기 쉬운 환경이 된다. 채소에 풍부한 미량 영양소는 면역 세포의 생성과 기능 유지뿐 아니라 면역 유전자 조절에도 중요한 역할을 한다.

간은 핵심적인 해독 기관이면서 동시에 면역 기능에서도 중요한 역할을 한다. 간에는 대식 세포인 쿠퍼 세포Kupffer cells와 자연 살해 세포NK cells 등 다양한 면역 세포가 분포해 있어 독소나 병원균이 들어오면 이를 처리한다. 장에서 흡수된 영양소와 여러 물질은 혈관을 따라 간으로 전달되어 필요한 성분은 저장하거나 다른 형태로 바꾸고, 해로운 성분은 해독 과정을 거쳐 분해한 뒤 몸 밖으로 내보낸다.

만약 간염이나 간경화, 간암 등으로 간 기능이 떨어지면 면역 세포의 수와 기능도 함께 감소하며 면역력이 약해진다. 채소의 미량 영양소는 간의 염증을 억제하고 면역 세포의 기능을 강화하며 항산화 작용을 한다.

장은 해독과 면역 모두에서 중요한 역할을 한다. 우리가 일상적으로 섭취하는 음식과 함께 들어오는 독소는 장을 거치며, 이 과정에서 장벽 아래에 분포한 면역 세포들이 이를 감지하고 대응한다. 실제로 우리 몸 면역 세포의 70% 이상이 상에 존재할 만큼 장은 면역의 중심 기관이다. 장 점막은 외부 물질의 침투를 막는 방어막 역할을 하지만, 여러 요인으로 장벽이 약해지면 독소가 혈류로 유입되어 염증 반응을 일으킬 수 있다. 이러한 만성 염증은 면역 불균형으로 이어져 과민 반응이나 면역 저하를 초래할 수 있다.

채소에 풍부한 미량 영양소는 장 점막을 보호하고 염증을 억제하며, 유익균의 성장을 도와 장 면역을 강화하는 데 기여한다.

세계적인 의사이자 영양학자인 조엘 펄먼은 채소 섭취의 중요성을 지속적으로 강조하며, 만성 질환이 만연한 배경으로 가공식품과 정제 탄수화물이 많은 현대인의 식단을 꼽는다. 그가 개발한

ANDI_{Aggregate Nutrient Density Index}는 영양 밀도를 평가하는 것으로, 음식의 칼로리 대비 영양소의 함량을 나타내는 지표다. 점수가 높을수록 저칼로리이면서 영양소 함량이 높은 식품(특히 녹색 잎채소류)이 유리하게 평가되는데, 단백질과 지방, 칼로리 요구량, 영양소 상호 작용 등이 충분히 반영되지 못한다는 한계도 있다. 그럼에도 펄먼 박사는 가장 많이 섭취해야 하는 음식으로 채소를 선택했으며, 비만·만성 질환 예방 측면에서 식단 품질을 높이는 접근을 제시한다.

doctor's advice

✓ 채소의 미량 영양소가 해독 스위치를 켠다.

✓ 면역과 해독은 서로를 밀어주며 시너지를 만든다.

빨강, 초록, 보라……, 색깔에 숨은 회복의 힘

나이가 들수록 점점 한식이 좋아진다. 기름지고 자극적인 음식보다 된장찌개, 나물 반찬, 김치 같은 소박한 음식을 먹을 때 행복하다. 어쩌면 이런 변화는 몸이 스스로 건강에 이로운 음식을 선택하려는 신호일지도 모른다. 나이가 들면서 우리 몸의 면역력과 해독 능력은 자연스럽게 떨어지기 쉬운데, 채소와 곡물, 발효 식품이 중심이 되는 한식에는 '파이토케미컬phyto-chemical'이라는 특별한 성분이 풍부하다.

파이토케미컬은 식물이 자신을 환경으로부터 보호하기 위해 만들어낸 물질이지만, 사람이 섭취했을 때는 강력한 항산화 작용과 해독 작용을 한다. 나물의 쌉쌀한 맛, 마늘의 알싸한 향, 고추의 붉은색 모두가 파이토케미컬 덕분이다.

식물이 만든 천연 약, 파이토케미컬 이야기

파이토케미컬은 채소, 과일, 곡물, 견과류, 차 등 다양한 식물에 들어 있는 생리 활성 물질로, 현재까지 약 5,000종 이상이 알려져 있다. 채소는 저마다 고유한 색을 띠는데, 이 색깔 속에는 서로 다른 파이토케미컬이 들어 있다.

파이토케미컬은 크게 카로티노이드, 폴리페놀, 글루코시놀레이트, 유황 화합물, 사포닌 및 기타 기능성 물질의 다섯 가지 그룹으로 분류된다. 비록 미네랄이나 비타민처럼 미량 영양소에는 속하지 않지만, 강력한 항산화·항염증·항암 작용을 하며 해독, 면역 조절, 호르몬 균형 유지에도 중요한 역할을 한다.

우리가 들이마신 산소는 에너지를 만드는 과정에서 불안정한 형태인 활성 산소로 전환될 수 있다. 활성 산소가 적절히 제거되지 않으면 체내에 쌓여 정상 세포를 손상시키고, 이로 인해 산화 스트레스가 발생한다. 이러한 산화 스트레스가 지속되면 만성 질환의 위험이 높아질 수 있다. 실제로 심혈관 질환, 당뇨병, 암, 치매, 자가 면역 질환 등 현대의 대표적인 질환이 활성 산소와 밀접한 관련이 있는 것으로 알려져 있다.

채소에 함유된 다양한 파이토케미컬은 활성 산소를 중화하는 데 도움을 주어 세포 손상을 줄이고 전반적인 건강 유지에 기여한다.

붓거나 아파서 우리가 쉽게 알아차릴 수 있는 급성 염증과 달리 만성 염증은 체내에서 서서히, 조용히 진행되기 때문에 알아차리기가 어렵다. 만성 염증은 건강하지 않은 식습관, 흡연, 음주, 수면 부족, 운동 부족, 스트레스, 우울, 비만, 미세 먼지, 중금속, 환경 호르몬, 지속적인 감염 등으로 인해 생기는데, 다양한 세포 손상과 질환을 일으킬 수 있다.

채소의 파이토케미컬은 염증 유전자를 억제하고 장내 유익균을 도와 장 점막을 보호하고 전신 염증을 감소시킨다.

암 환자에게 채소 섭취를 권장하는 이유 가운데 하나도 채소에 풍부한 파이토케미컬 때문이다. 파이토케미컬은 다양한 경로로 항암 효과를 내는데, 발암 물질의 해독을 유도하고, DNA 손상 예방 및 복구를 돕는다. 그리고 암세포의 비정상적인 세포 분열을 억제하고 암세포가 스스로 죽는 자멸apoptosis을 유도한다. 이뿐만 아니라 암세포가 혈관을 만들어서 영양을 공급받는 것을 차단하며 암세포의 전이를 억제하는 동시에 면역을 활성화해 면역 세포의 공격력을 강화한다.

간의 해독 과정을 돕는 파이토케미컬

간의 해독 과정에서 미량 영양소뿐 아니라 파이토케미컬도 중요한 역할을 한다. 파이토케미컬은 여러 경로를 통해 간의 해독을 돕는데, 간 해독 효소를 활성화하고 간 해독의 핵심 물질인 글루타티온의 생성을 촉진해 독소 처리 능력을 높인다. 또한 해독 과정 중에 발생하는 활성 산소를 중화하고 염증 반응을 억제하며 간세포의 손상을 줄이고 회복을 돕는다. 이와 함께 담즙 생성을 촉진해 독소가 장을 통해 원활히 배출되도록 한다.

채소를 꾸준히 섭취하면 이러한 파이토케미컬이 지속적으로 공급되어 간의 해독 과정이 안정적으로 유지된다.

파이토케미컬은 간의 해독 과정에서 단계별로 서로 다른 방식으로 작용한다. 간 해독 과정 1단계에서는 독소가 보다 반응성이 높은 물질로 전환되면서 활성 산소가 발생하는데, 이때 파이토케미컬은 활성 산소를 중화해 간세포를 보호한다. 2단계에서는 중간 산물이 수용성 물질로 전환될 때 파이토케미컬은 해독 효소 유전자의 발현을 조절하고 염증을 억제하여 해독 과정을 원활하게 한다. 이뿐만 아니라 파이토케미컬은 장에서 독소를 흡착해 배출을 돕는 보조적 역할까지 수행함으로써 간 해독 전 과정에 걸쳐 중요한 지원군이 된다.

수많은 파이토케미컬 가운데서도 특히 많은 관심을 받는 것이 설포라판과 글루타티온이다. 양배추, 브로콜리, 청경채, 콜리플라워와 같은 십자화과 채소에는 글루코시놀레이트라는 성분이 있는데, 이 물질이 효소에 의해 활성화되면 강력한 파이토케미컬인 설포라판이 생성된다. 설포라판은 간 해독 1단계 과정에서 생기는 활성 산소를 제거할 뿐 아니라 2단계 해독을 직접 촉진한다. 그리고 염증 유전자의 경로를 차단하여 간의 염증 발생을 억제하고, 나아가 간 기능 저하를 예방하는 효과가 있다.

최근 브로콜리 새싹을 직접 길러 섭취하는 사람들이 늘어난 것도, 브로콜리 새싹에 글루코시놀레이트가 성숙한 브로콜리보다 더 풍부하게 들어 있기 때문이다.

글루타티온은 간에서 합성되는 대표적인 항산화 물질로, 해독 과정의 핵심적인 역할을 맡는다. 특히 2단계 해독에서 독소와 결합해 수용성으로 바꾸고 체외로 배출되도록 돕는다. 나이가 들수록 체내의 글루타티온 생성 능력이 떨어지지만, 이 물질은 면역 조절, 세포 회복, 항암·항바이러스 작용 등 폭넓은 효과를 가진다.

채소 중 시금치, 아스파라거스, 브로콜리, 마늘 등은 글루타티온을 함유하고 있으며, 십자화과 채소 속 설포라판은 글루타티온 생성을 촉진한다. 여기에 충분한 수면은 글루타티온의 회복을 돕고, 규칙적인 운동은 글루타티온 합성을 더욱 활성화한다.

장내 환경을 좋게 하는 파이토케미컬

채소에 함유된 파이토케미컬은 장 건강을 개선하고 장내 환경을 안정적으로 유지함으로써 해독 과정 전반을 돕는다. 이들은 유익균의 증식을 촉진하고 유해균의 과도한 성장을 억제해 장내 미생물 균형을 유지하며, 장 점막을 보호해 독소가 혈류로 유입되는 것을 막는다. 그 결과 만성 염증이 완화되고 면역 기능도 강화된다.

예를 들어 요리에 자주 쓰이는 양파에 들어 있는 폴리페놀이나 시금치와 케일에 풍부한 플라보노이드는 장내 유익균의 먹이가 되어 장 건강에 긍정적인 영향을 준다. 일부 파이토케미컬은 식이 섬유와 함께 작용해 유익균이 짧은 사슬 지방산을 생성하도록 도와 장 기능을 더욱 향상시킨다.

장내 미생물 구성은 지문처럼 사람마다 다르며 식습관과 생활 습관에 따라 지속적으로 변화한다. 장내 유익균은 염증 반응을 억제하고 장내 환경을 안정적으로 유지해 면역력을 높이는 반면, 유해균이 과도하게 증식하면 독소를 생성해 염증을 유발하고 장벽 손상을 초래할 수 있다.

파이토케미컬은 이러한 장내 미생불 생태계에 다양한 방식으로 작용한다. 유익균의 증식을 돕고 유해균의 활동을 억제하며, 채소에 포함된 일부 파이토케미컬은 유익균의 먹이가 되는 프리바이오틱 역할도 수행한다.

파이토케미컬의 효과를 극대화하기 위해서는 다양한 색깔의 채소를 섭취하는 것이 좋은데, 채소의 색깔마다 각기 다른 기능의 파이토케미컬이 함유되어 있기 때문이다.

예를 들어 빨간색 채소에는 리코펜, 안토시아닌이 풍부하여 항산화·항암 작용과 심혈관 건강에 도움을 주고, 주황색 채소에는 베타카로틴이 많아 세포를 보호하고 면역을 강화하며 눈 건강 유지에 기여한다. 노란색 채소에는 루테인, 제아잔틴, 플라보노이드가 풍부해 시력 보호, 염증 완화 효과가 있다. 초록색 채소에는 클로로필, 설포라판, 인돌-3-카비놀이 들어 있어 간 해독, 호르몬 균형, 면역 조절에 관여한다. 보라색 채소는 안토시아닌, 레스베라트롤이 풍부하여 뇌 건강 증진, 혈관 보호, 항염 작용에 도움을 준다.

일본의 의사 다나카 요시오는 100세가 넘어서도 왕성하게 활동한 인물로 알려져 있다. 그는 채소 섭취의 중요성을 깊이 이해하고 이를 꾸준히 실천했으며, 그 경험을 바탕으로 채소 중심 식생활의 효과를 널리 알렸다. 하루 세 끼를 여러 방식으로 조리한 다양한 채소로 구성했는데, 그가 활용한 채소의 종류는 15가지가 넘었고 조리 방식 또한 채소 스무디부터 전통적인 찌개까지 폭넓었다.

그의 활력의 배경에는 규칙적인 생활 습관과 함께 다양한 채소에 풍부한 파이토케미컬의 작용도 영향을 미쳤을 것으로 보인다[『나는 101세, 현역 의사입니다』(다나카 요시오 지음, 한국경제신문) 참고].

세계적으로 잘 알려진 의사이자 영양학자인 마이클 그레거 박사는 가공되지 않은 자연 식물식 식단WFPB, Whole-Food, Plant-Based Diet을 강조한다. 그는 건강한 식습관 실천을 돕기 위해 '신호등 식단 모델 Traffic Light Eating Model'을 제안했다.

초록색Go은 채소, 과일, 통곡물, 콩류, 견과류 등 가공되지 않은 자연 식물식으로, 가능한 한 충분히 섭취할 것을 권장한다. 노란색 Caution은 부분적으로 가공된 식물성 식품으로 정제 곡물이나 식물성 오일 등이 여기에 해당하며, 섭취량을 조절할 필요가 있다. 빨간색Stop은 동물성 식품과 초가공식품으로, 섭취를 최소화하는 것이 바람직하다고 본다. 이러한 관점에서 자연 식물식 식단은 만성 질환과 암 예방에 중요한 역할을 할 수 있어 적극적으로 권장된다.

doctor's advice

✓ 나이가 들수록 우리 몸의 면역력과 해독 능력은 점차 떨어진다.

✓ 채소, 곡물, 발효 식품 중심의 한식에는 '파이토케미컬phyto-chemical'이라는 특별한 성분이 풍부하다.

✓ 파이토케미컬은 강력한 항산화 작용과 해독 작용을 한다.

2장

채소 해독식을 먹는 다양한 방법

채소 해독식을 시작한다면 샐러드부터

채소가 몸에 좋고 필요하다는 것은 알고 있었지만, 막상 먹으려니 어떻게 시작해야 할지 엄두가 나지 않았다. 한식의 나물 반찬은 재료를 다듬고 데치고 무쳐야 하는 등 시간도 오래 걸리고 다양한 양념이 필요해 부담스러웠기 때문이다. 그래서 가장 간단한 방법인 샐러드부터 시작하기로 했다. 이 결정에는 동료 의사 선생님의 영향이 컸다.

환갑이 넘은 선생님은 지금도 매우 건강하신데, 늘 점심으로 풍성한 채소 샐러드에 삶은 달걀이나 닭가슴살, 견과류를 곁들여 드셨다. "우리 나이에는 정기적으로 채소를 먹어줘야 해요."라며 요리를 싫어하는 자신에게 이 방식이 가장 잘 맞는 채소 섭취법이라고 하셨다. 단것은 일절 드시지 않았고, 먹을 필요성을 느끼지 못한다며 새로운 디저트를 맛보는 일조차 없었다. 그리고 몸무게가 조금만 늘어도 바로 음식량을 조절하셨다.

준비는 간단하지만 몸은 확실히 반응한다

오래전에 읽었던 독일 남자와 결혼한 한국인 아내의 블로그 글이 매우 인상적이어서 아직도 기억에 남아 있다. 독일에 와서 제일 놀란 점 중의 하나가 매우 간단한 식사 준비였다고 한다. 손이 많이 가는 나물 반찬 위주인 한식과 달리, 독일식 식사는 채소 샐러드에 구운 소시지, 삶은 감자, 빵 정도가 기본이라 요리라고 할 것도 없게 느껴졌다고 했다. 매 끼니 한식을 차리는 한국과 비교하면 독일 주부들의 식사 준비는 훨씬 간단하고, 독일식으로 먹으면 하루에도 몇 끼를 차릴 수 있을 것 같다는 말에 공감이 갔다.

만드는 과정은 단순하지만 샐러드의 힘은 크다. 화장실을 편하게 가기 시작한 것도, 몸과 마음이 조금씩 가벼워진 것도 의식적으로 하루 한 끼 샐러드를 곁들인 이후부터였다. 속이 편해지니 기분도 안정되고 여유가 생겼다. 장 건강이 좋아지면 생각보다 많은 게 달라진다는 사실을 그제야 실감했다.

한 중년 여성 연예인이 TV 프로그램에서 샐러드를 먹으며 "내 몸의 세포가 기뻐한다!"고 말하는 장면을 보고 공감이 가기도 했다. 개인적으로도 '이 음식이 나를 건강하게 하는구나.'라고 진심으로 느낀 것은 샐러드로 시작된 채소 식단의 힘이었다.

식사 준비할 힘도 없고 입맛도 없지만 간단하게 허기는 채우고 싶을 때면 배달 앱 대신 냉장고를 연다. 채소를 정기 구독 중이어서 냉장고에는 항상 채소가 있는데, 올리브유와 화이트 발사믹 식초, 소금이나 후춧가루, 견과류를 뿌려 먹으면 싱그러운 향이 입안에 가득 퍼진다.

이것저것 다양한 채소를 샐러드로 활용하고 있던 어느 날, 10대 아들이 진지하게 말했다. "엄마, '나는 채소요~' 하고 자기주장 강한 애들은 샐러드에 안 들어왔으면 좋겠어요." 양상추처럼 맛이 거의 안 나는 여린 잎채소만 먹겠다는 아들의 요청도 쿨하게 받아들인다. 아예 안 먹는 것보다는 낫고, 언젠가는 다양한 채소의 맛도 자연스럽게 즐기게 되리라 생각했기 때문이다.

오래전에 방송된 〈생로병사의 비밀〉 363회 '의사들의 다이어트'

편에서 서울대병원 강남센터 알레르기내과 김선신 교수의 채소 도시락을 보고 신선한 충격을 받았다. 10년째 아침마다 도시락을 챙긴다는 그의 냉장고에는 커다란 직사각형 보관 용기에 여러 가지 잎채소가 깨끗이 씻겨 담겨 있었고, 도시락에는 적양배추, 청경채, 적겨자잎, 노란 파프리카, 오이 등이 풍성하게 들어 있었다. 채소를 이렇게 다양하고 넉넉하게 먹을 수 있다는 사실 자체가 인상적이었다. 도시락의 구성에서 한 번 놀랐고, 이를 10년 동안 이어왔다는 꾸준함에 다시 한번 놀랐다.

식사도 되고 간식도 되는 만능 한 접시

샐러드는 늘 차갑게 먹는 음식인 줄 알았다가 어느 날 음식점에서 따뜻하게 구운 채소를 곁들인 웜 샐러드를 처음 맛본 뒤 인식이 완전히 바뀌었다. 채소의 결이 부드럽게 살아 있고, 속까지 따뜻해지는 느낌도 참 좋았다.

샐러드는 재료의 조합에 따라 무한한 변주가 가능한 음식이다. 녹색 잎채소를 기본으로 삶은 달걀, 닭가슴살, 병아리콩, 렌틸콩, 두부, 구운 템페(인도네시아식 콩 발효 음식) 등을 더하면 영양 균형과 포만감을 함께 높일 수 있다. 삶은 감자나 고구마, 보리, 퀴노아 같은 곡물, 견과류, 사과, 배, 블루베리, 오렌지, 망고, 파인애플 등 과일도 샐러드를 더욱 다채롭게 한다. 레시피를 개발하는 요리사처럼 새로운 식재료들을 조합해 이것저것 시도하다 보면 재미와 즐거움도 생긴다.

채소에 거부감이 있는 아이들도 샐러드 파스타는 비교적 잘 먹는 경우가 많다. 삶은 파스타를 찬물에 헹군 후 오이, 방울토마토, 파프리카, 양파, 데친 브로콜리, 옥수수, 올리브 등을 넣고 올리브유, 레몬즙, 발사믹 식초, 다진 마늘 등으로 만든 드레싱에 버무리면 간단하게 완성된다.

샐러드는 한 끼 식사로도 충분하지만, 간식이나 도시락, 파티 음식으로도 활용도가 높다. 랩 샐러드wrap salad는 샐러드 재료를 토르티아나 얇은 빵에 싸서 먹는 방식의 샐러드이다. 손에 들고 간편하게 먹을 수 있어 이동 중이나 외출 시에도 쉽게 즐길 수 있다. 여러 가지 채소와 고기를 라이스페이퍼로 감싸 먹는 베트남의 월남쌈도 넓은 의미에서 랩 샐러드로 볼 수 있다.

전통적인 샐러드가 몇 가지 채소를 접시에 담은 형태였다면, 샐러드볼salad bowl은 큰 그릇bowl에 다양한 재료를 담아 한 끼 식사로 활용할 수 있는 샐러드이다. 채소를 기본으로 닭가슴살, 달걀, 참치 등의 단백질과 퀴노아, 현미 같은 곡물, 견과류, 드레싱으로 구성되며, 포만감과 균형 잡힌 영양으로 꾸준히 인기를 얻고 있다.

포케볼poke bowl은 작게 썰어 간장이나 소금 등으로 양념한 생선, 채소, 소스를 밥 위에 함께 올린 음식으로, '자르다, 썰다'라는 뜻의 하와이어 '포케'에서 유래했다. 하와이로 이주한 일본계 이민자들의 식문화와 결합되어 지금의 형태로 발전했는데, 넓은 의미에서 포케볼도 샐러드볼의 일종이라고 볼 수 있다.

샐러드 피자는 피자 도우 위에 샐러드 재료를 올려 먹는 퓨전 요리이다. 일반 피자처럼 햄이나 베이컨, 페페로니 등의 고기 토핑 대신 로메인, 루콜라, 방울토마토, 치즈, 견과류와 드레싱 등을 활용한다. 도우 위에 삶은 고구마나 단호박을 얇게 깔고 채소를 올리면 색감도 좋고 은은한 단맛이 나서 먹기에도 좋다.

샐러드 컵은 일회용 음료 컵과 비슷한 용기에 담은 미니 샐러드인데 채소, 과일, 단백질, 드레싱 등을 층층이 담아 시각적인 만족감까지 더한다. 간편하게 들고 다닐 수 있고, 보기에도 예뻐서 파티, 케이터링, 도시락, 행사 음식으로도 자주 활용된다.

매일 먹을 수 있어야 해독이 된다

요즘은 건강을 위해서 하루 1만 보 걷기, 간헐적 단식 챌린지(16:8 등), 5분 명상 챌린지 등을 실천하는 사람이 많은데, 여기에 하루 한 끼 샐러드 챌린지를 추가하기를 추천한다. '오운완(오늘 운동 완료)' 처럼 꾸준히 실천하며 SNS에 인증 사진을 올리면 자연스럽게 동기 부여가 되고 습관화에도 도움이 될 것이다. #채소해독식, #매일채소, #샐러드한끼, #나를살리는샐러드 같은 해시태그를 달아 올리면 비슷한 식단을 실천 중인 사람들의 식단도 참고하면서 서로 응원할 수도 있다. 부담스럽지 않게 처음에는 가볍게 7일, 14일 단기 챌린지로 시작해 보자.

샐러드를 정기적으로 배송해 주는 서비스도 많은데, 이미 세척과 손질이 되어 있어 바로 먹을 수 있어 편리하다. 가격이 부담스럽다면 샐러드용 채소나 못난이 채소를 정기 배송 받는 방법도 있다. 못난이 채소는 모양이 일정하지 않거나 색이 고르지 않다는 이유로 소비자의 선택을 받지 못하고 버려지는 농산물인데, 전체 생산량의 약 30%에 이를 만큼 비율이 높다.

최근에는 이런 못난이 채소를 정기 배송해 주는 업체들이 늘어나고 있다. 농가는 판로를 확보하고, 음식물 쓰레기를 줄여 환경을 보호하며, 소비자는 신선한 채소를 저렴하게 구입할 수 있으니 일석삼조인 셈이다.

건강에 대한 관심이 높아지면서 최근 몇 년 사이 미국에서는 샐러드 자판기가 큰 인기를 끌고 있다. 전용 앱을 통해 투명한 유리병에 층층이 담긴 샐러드의 재료 구성, 칼로리, 성분, 재고 현황까지 실시간으로 확인할 수 있다. 샐러드 자판기는 병원, 대학, 공항, 오피스 빌딩처럼 식당 이용이 어려운 장소를 중심으로 설치되고 있으며, 미국뿐 아니라 일본, 스위스, 싱가포르, 중국, 독일 등 여러 나라로 확산되고 있다.

미국의 셰프이자 『슬로푸드 선언 어떻게 먹을 것인가』의 저자인 앨리스 워터스는 슬로푸드 운동을 미국에 퍼뜨린 인물이다. 그녀는 캘리포니아에 '셰 파니스Chez Panisse'라는 음식점을 열고 제철 유기농 채소를 활용해 매일 다른 메뉴를 선보였다. 워터스는 샐러드를 '신선한 채소가 가진 생명력을 그대로 담아낸 음식'이라고 표현했다. 셰 파니스에서 샐러드는 늘 중심에 놓이며, 그녀는 샐러드를 '하루의 건강을 담은 그릇'으로 여겼다.

샐러드는 몸을 정화하고 마음을 맑게 하며 삶의 균형을 되찾게 해
준다는 믿음 아래, 그녀는 미국 학교 급식 개혁에도 앞장섰고 아이
들이 직접 채소를 기르고 샐러드를 만들어 먹는 '학교 텃밭 프로그
램Edible Schoolyard'을 시작했다.

요리에 자신이 없는 사람도 샐러드는 얼마든지 만들 수 있다. 우
선 마트에 가면 가공식품 코너 대신 채소 코너로 발길을 돌려 바로
먹을 수 있는 채소를 골라보자. 집에 와서 채소를 씻고 툭툭 잘라 드
레싱을 곁들이는 것만으로도 충분하다. 그렇게 채소를 꾸준히 먹다
보면 셰프들이 재료 본연의 맛을 음미하듯 언젠가는 채소 그 자체의
맛을 즐기게 되는 순간이 찾아올지도 모른다.

doctor's advice

✓ 하루 한 끼, 샐러드 챌린지를 시작하자.

✓ 샐러드 정기 배송, 못난이 채소 정기 배송 등을 이용해 간편하게 시작
  할 수 있다.

영양 가득한 한 그릇 채소 요리법

퇴근 후 이것저것 반찬을 만들다 보면 어느새 시간이 훌쩍 지나 있었고, 애써 만든 반찬에 가족들이 손을 대지 않으면 힘이 빠지곤 했다. 한식은 채소를 섭취하기에 매우 좋은 식사 방식이지만, 끼니마다 밥과 함께 여러 가지 채소 반찬을 차리는 일은 생각보다 쉽지 않다. 어떻게 하면 빠르고 간단하게 채소 요리를 할 수 있을까가 늘 고민이었다. 그러다 떠올린 방법이 한 그릇 채소 요리였다. 가족들이 좋아하는 주재료를 중심으로 채소를 최대한 많이 더해 보자는 생각에서 시작했다.

밥부터 바꿔보자, 채소만 더해도 달라진다

한 그릇 요리는 준비가 간단하고 식사 후 설거지 부담도 줄일 수 있어 바쁜 날에 특히 유용하다. 냉장고 속 채소 몇 가지에 밥과 단백질 재료만 더해도 훌륭한 한 끼 식사가 완성된다. 한식의 한 그릇 요리는 색감과 맛이 풍성해 외국인에게도 인기가 많은 비빔밥을 비롯해 여러 재료를 함께 볶는 볶음밥, 간단한 양념으로 맛을 내어 밥 위에 얹는 덮밥, 김밥 등으로 재료에 따라 다양한 변주가 가능하다는 장점이 있다.

비빔밥은 다양한 채소를 건강하게 섭취할 수 있는 대표적인 한 그릇 음식이지만, 재료를 하나씩 삶거나 볶아야 하기 때문에 은근히 번거롭다. 그래서 비빔밥에 들어가는 채소를 모두 씻어 한꺼번에 찜기에 넣고 살짝 찌는 방법으로 조리 과정을 단순화했다.

채소를 찌면 물에 넣어 데치는 것보다 영양소 손실이 적고 칼로리 부담도 낮다. 기호에 맞는 양념장만 준비하면 간단하게 비빔밥을 만들 수 있고, 돌솥비빔밥이 먹고 싶다면 돌솥이나 냄비 바닥에 기름을 약간 두른 뒤 밥을 담고 그 위에 채소를 올려 약한 불에서 밑면이 살짝 눌어붙을 때까지 익히면 된다.

볶음밥은 누구나 즐겨 먹는 한 그릇 음식으로, 집에 있는 김치를 활용하면 간단히 만들 수 있다. 김치볶음밥을 만들 때에는 김치의 절반 정도를 물에 가볍게 헹궈 사용하거나, 숙주나물처럼 수분이 많은 채소를 함께 볶으면 짠맛을 줄일 수 있다. 평소에 냉동 채소 슬라이스를 구비해 두었다가 밥과 함께 볶으면 채소 볶음밥으로도 손쉽게 활용할 수 있다. 달걀을 여러 개 풀어 넓게 부친 뒤 그 안에 볶음밥을 넣으면 오무라이스로도 만들 수 있다.

덮밥은 밥 위에 다양한 재료를 얹어 먹는 한 그릇 음식으로, 쌀을 주식으로 하는 아시아 여러 나라에서 다양한 형태로 즐긴다. 오징어나 주꾸미 같은 해산물을 각종 채소와 함께 볶아 올린 덮밥은 맛과 영양을 모두 갖춘 메뉴이다. 카레 역시 모든 채소를 재료로 활용할 수 있는 덮밥 형태의 음식인데, 국물이 있는 전통 카레뿐만 아니라 국물이 거의 없는 드라이 카레로도 색다른 맛을 즐길 수 있다.

냉장고 속에 남은 반찬이나 재료들을 김밥으로 만들면 간단하면서도 든든한 한 그릇 음식이 된다. 한 친구는 "젓가락질 한 번에 밥과 반찬을 동시에 먹을 수 있어 참 편하다."고 말했는데, 전통적인 김밥 재료에 한정하지 않고 나물 김밥, 샐러드 김밥, 통오이 김밥, 아보카도 김밥, 버섯 김밥, 동남아식 고수 김밥 등 다양하게 응용할 수 있다.

면을 더 가볍게, 채소를 더 풍성하게

면 요리야말로 계절에 맞춰 다르게 먹는 즐거움이 있지 않을까 싶다. 여름에는 냉면이나 콩국수처럼 차가운 면 요리로 더위를 식히고, 겨울에는 따뜻한 잔치국수나 칼국수 같은 따뜻한 면 요리로 몸을 덥힐 수 있다. 면 재료도 점점 다양해져서 밀가루뿐 아니라 메밀, 보리, 고구마나 감자 전분, 현미, 두부 등 여러 재료로 만들어 다양한 맛을 즐길 수 있다. 최근에는 지역 특산물을 활용한 이색 면 요리들도 개발되고 있다.

조선 시대의 풍속을 기록한 『동국세시기』에는 "평안도에서는 동짓달에 냉면을 즐겨 먹는다."라는 표현이 나오는데, 겨울철의 동치미 국물이 냉면에 잘 어울렸기 때문으로 해석된다. 지역별로 냉면의 특징도 다른데, 평양에서는 메밀면과 동치미 육수가 발달했고, 함흥에서는 전분면과 매콤한 양념의 냉면이 발달했다.

집에서 냉면을 먹을 때는 전통적인 고명인 오이채, 무절임, 배, 삶은 달걀, 편육 외에도 다양한 채소를 추가로 얹어 먹는 것이 좋다. 외식할 때에도 함께 나오는 오이채나 무절임 등을 남기지 않고 먹는 것이 채소 섭취량을 늘리는 데 도움이 된다.

젊은 세대에게 익숙한 파스타 역시 채소 섭취를 늘릴 수 있는 좋은 선택이다. 파스타를 만들 때 채소를 활용한 페스토를 활용하면 풍미는 살리고 채소 섭취량도 자연스럽게 늘릴 수 있다. 페스토는 파스타의 풍미를 바꾸는 역할을 하는데, 전통적인 바질 페스토 외에도 채소, 허브, 견과류, 오일을 다양하게 조합해서 만들 수 있다.

얼마 전 방문했던 음식점에서 루콜라를 풍성하게 올린 루콜라 페스토 스파게티를 맛보았는데 향과 맛이 참 좋았다. 깻잎, 케일, 시금치, 브로콜리, 허브 믹스뿐만 아니라 말린 토마토나 구운 파프리카 등으로도 색다른 페스토를 만들 수 있다.

면은 당부하지수(GI 지수)가 높아서 채소 없이 면만 섭취하면 혈당이 급격히 상승할 수 있다. 우동, 파스타, 잔치국수, 비빔국수, 쫄면, 칼국수, 콩국수, 짬뽕처럼 익숙한 면 요리도 채소가 듬뿍 들어간 채소면으로 즐겨보자. 남은 나물이나 냉장고 속 자투리 채소도 훌륭한 재료가 된다. 예를 들어 나물 파스타나 샐러드 파스타는 담백하면서도 은은한 맛과 향이 있다.

식재료를 다양하게 활용하면 건강을 챙길 수 있을 뿐 아니라 새로운 맛을 발견하고, 남은 재료를 활용함으로써 음식물 쓰레기를 줄이는 효과도 함께 얻을 수 있다.

수프 한 그릇으로도 몸이 달라진다

일본의 마에다 히로시 박사는 암과 면역 연구 분야의 세계적인 권위자로, 암 예방과 치료에 효과적인 식단으로 채소 수프를 적극 권한다. 채소 수프는 항암 효과뿐 아니라 당뇨병과 고혈압 같은 만성 질환 예방에도 도움이 되며 눈 건강과 미용에도 긍정적인 영향을 준다고 알려져 있다.

대부분의 채소를 수프 재료로 활용 가능하고 조리법도 간단하다. 먹고 싶은 채소를 깨끗이 씻어 물에 넣고 끓이기만 하면 된다. 처음에는 센불에서 끓이다가 끓기 시작하면 불을 줄여 약 30분간 뭉근히 익히면 완성된다(『최강의 야채 수프』 참고).

채소의 종류와 물의 양은 기호에 따라 조절하면 된다. 걸쭉한 수프를 원하면 채소가 잠길 정도만 물을 넣고, 가볍게 먹고 싶다면 물을 넉넉히 넣어 끓이면 된다. 채소 수프는 가벼운 한 끼이지만 포만감이 은근히 오래가고 소화 기관에 부담을 주지 않아 이른 아침이나 늦은 저녁에도 먹기 좋다.

냉장고에 남은 자투리 채소를 활용할 수 있고 제철 채소를 사용하면 맛과 영양이 풍부해지는 동시에 식비 부담도 줄일 수 있다. 양파, 감자, 당근, 양배추, 배추, 브로콜리, 토마토, 버섯 등 대부분의 채소가 잘 어울리며 특히 양파는 오래 끓일수록 자연스러운 단맛을 내 수프의 풍미를 살려준다.

채소 수프는 별도의 간을 하지 않고 천천히 졸여내기 때문에 채소 고유의 맛을 온전히 느낄 수 있다. 하버드대 의대 교수였던 다카하시 히로시는 이 수프를 '파이토케미컬 수프'라고 부르며 매일 거르지 않고 섭취했다.

채소 수프는 3일에 한 번 정도 넉넉히 만들어 냉장 보관하며 데워 먹으면 편하고, 더 오래 보관하려면 소분해 냉동하면 된다. 햇빛을 많이 받고 자란 시금치, 케일, 청경채, 브로콜리 같은 녹색 채소는 항산화 효과가 높고 당근, 무, 콜라비 등 뿌리채소의 잎에도 영양이 풍부하므로 버리지 않고 활용하는 것이 좋다(『최강의 야채 수프』 참고).

한식 요리 연구가 심영순 씨는 췌장암 진단 이후 병원 치료와 함께 감자, 토마토, 파, 마늘, 파슬리 등을 물에 넣고 푹 끓인 채소 수프(채소탕)를 꾸준히 섭취하며 건강을 회복했다. 화학조미료 없이 채소만으로 맛을 낸 채소 수프는 몸에 부담을 주지 않으면서도 필요한 영양을 공급하는 자연식이다.

채소 수프는 건강한 식습관을 시작하기에 좋은 출발점이며 여러 재료를 조합해 반복해 만들다 보면 자신에게 맞는 맛과 요령도 자연스럽게 익힐 수 있다.

doctor's advice

✓ 반찬 걱정은 내려놓고 한 그릇 요리에 집중해 보자.

✓ 익숙한 한 그릇 요리에 채소를 더하는 순간 채소 해독식이 된다.

뜨끈한 국물로도 해독이 된다

저녁 공기가 서늘해질 때면 따뜻한 국물이 절로 생각난다. 차가운 바람에 몸이 으슬으슬할 때는 뜨끈한 국물만 한 것이 없다. 예전에 함께 일하던 외과 선생님은 비가 오는 날이면 점심으로 꼭 시원한 국물의 짬뽕을 드시러 가곤 했다. 따뜻한 국물 요리는 때로는 그 자체로 행복한 추억이 된다.

한 친구의 아들은 초등학생 시절, 부엌에서 들리던 '탁탁' 도마 소리와 보글보글 끓는 냄비 소리를 들을 때마다 마음이 포근해졌다고 회상한다. 연기가 모락모락 피어오르는 냄비 속에서 파와 무, 버섯, 배추가 천천히 익어가고, 시원한 국물 한 그릇에 하루의 피로가 말끔히 씻겨 내려간다.

맑은 국에 담긴 진한 해독의 힘

2003년에 방영된 드라마 〈대장금〉은 90개국 이상에 수출되며 큰 인기를 끌었다. 이 드라마는 조선 시대 조리서인 『음식디미방』, 『규합총서』 등을 비롯한 다양한 궁중 요리 문헌을 바탕으로 전통 한식을 충실히 재현해 화제를 모았다. 전통 한식은 밥과 국, 반찬으로 구성되며, 반찬 수에 따라 1첩, 3첩, 5첩 반상 등으로 나뉘었다.

드라마에 자주 등장한 음식 중 하나가 '갱羹'인데, 오늘날의 맑은 국이나 묽은 찌개에 해당한다. 이는 무, 다시마, 미역, 표고버섯 같은 식재료를 우려낸 국물 요리로 속을 따뜻하게 하고 소화와 해독을 도왔다.

한식의 국은 크게 맑은 국과 된장국으로 나눌 수 있다. 맑은 국은 고추장이나 된장을 쓰지 않고 소금이나 국간장, 약간의 마늘로 간을 맞춘 담백한 국으로 뭇국, 콩나물국, 미역국 등이 이에 속한다.

무, 다시마, 표고버섯, 양파, 대파, 멸치 등으로 직접 육수를 내는 방식이 일반적이지만, 요즘은 육수 팩이나 코인 육수를 활용하는 경우도 많다. 코인 육수는 국물 재료를 동결 건조하거나 농축해서 압축한 제품으로 채소 육수 코인, 사골 코인, 해물 코인 등 종류가 다양하다. 간편하다는 장점이 있는 만큼 성분표를 꼼꼼히 확인해 불필요한 첨가물이 없는 제품을 선택하는 것이 바람직하다.

몇 년 전부터 초봄이 되면 냉이 된장국이 생각나 냉이가 나는 동안은 부지런히 끓여 먹는다. 한 숟가락씩 뜨다 보면 긴 겨울 동안 지쳐 있던 몸이 서서히 회복되고, 입맛도 살아나는 느낌이 든다. 애호박, 감자, 버섯, 양파 같은 기본 채소 외에도 봄과 여름에는 냉이, 달래, 봄동, 쑥, 아욱, 시금치 등을 가을과 겨울에는 무, 배추, 시래기 등을 된장국에 더하면 계절의 맛을 살릴 수 있다.

된장국을 끓일 때는 콩을 천일염으로 자연스럽게 발효시킨 전통 된장을 사용하는 것이 좋다. 인공 첨가물이 없고 효소와 유산균이 살아 있어 장 건강에 도움이 된다.

나이가 들수록 혀에서 맛을 느끼는 감각 세포인 미뢰의 수와 기능이 감소하면서 짠맛에 대한 민감도가 떨어진다. 그 결과로 염분 섭취가 늘고, 이는 혈압 상승의 요인이 될 수 있다. 가정용 염도계(소금 농도 측정기)를 사용하면 국물의 소금 농도를 객관적으로 확인할 수 있는데, 싱겁다고 느끼는 정도가 실제로는 적정 수준인 경우가 많다.

뮤지컬 배우 김소현 씨의 아버지이자 서울대학교 신장내과 교수였던 김성권 교수는 사단법인 '싱겁게 먹기 실천 연구회'를 설립해 나트륨 섭취를 줄이는 운동을 펼쳐왔다. 그는 〈유 퀴즈 온 더 블록〉에도 출연해 싱겁게 먹는 습관이 고혈압, 심장 질환, 신장 질환, 암 등 만성 질환을 예방하는 데 매우 중요하다고 강조했다.

찌개를 해독식으로 만드는 가장 쉬운 방법

찌개와 국은 비슷해 보이지만 분명한 차이가 있다. 찌개는 국보다 국물의 양이 적고, 두부나 고기, 해산물, 채소 등 건더기가 상대적으로 많아 푸짐하다. 간도 국보다 강하고 맛이 진하여 국처럼 곁들이는 음식이 아니라 식사의 중심 반찬으로 활용된다. 된장찌개, 김치찌개, 순두부찌개, 청국장찌개, 콩비지찌개, 고등어김치찌개 등은 지금도 많은 사랑을 받는 찌개들이다.

조선 시대 양반가에서는 국이 식사의 중심 국물 요리였고, 찌개는 반찬의 일부에 가까운 음식으로 여겨졌다. 반면 찌개는 간이 강하고 별다른 반찬 없이도 밥을 먹을 수 있어 서민들의 식탁과 일상식에서 더 자주 활용되었다고 전해진다.

요즘에도 자작한 국물의 김치찌개 하나면 특별한 반찬이 없어도 밥상이 풍성해진다. 김치찌개를 만들 때, 보통 묵은지를 사용하지만 매콤하고 알싸한 갓김치나 아삭한 식감의 총각김치 등 다양한 김치를 활용해도 좋다. 콩나물, 숙주, 애호박, 청경채, 버섯 등 다양한 채소를 찌개에 넣으면 짠맛이 완화되고, 두부나 생선을 더하면 단백질까지 보충할 수 있어 영양 구성이 한층 균형 잡힌다.

김치찌개에 자주 쓰이는 묵은지는 발효 기간이 길어 유산균이 풍부하지만, 끓이는 과정에서 유산균 자체는 대부분 사라진다. 다만 유산균이 발효 과정에서 만들어낸 유익한 성분들은 남아 있어 장 건강에는 여전히 도움이 된다.

청국장찌개는 특유의 강한 향 때문에 호불호가 갈리지만, 건강 측면에서는 매우 뛰어난 음식이다. 청국장은 삶은 콩을 며칠간 발효해 만든 발효 식품으로, 바실루스 서브틸리스Bacillus subtilis라는 유익균이 풍부하다. 이 균은 장내 환경 개선에 도움을 주며, 채소에 풍부한 식이 섬유와 함께 섭취하면 그 효과가 더욱 높아진다.

콩으로 만든 또 다른 찌개인 콩비지찌개는 삶은 콩을 갈아 두유를 만들 때 체에 걸러지는 콩비지로 끓이는 음식이다. 콩비지는 불용성 식이 섬유가 풍부해 배변 활동을 돕고 독소 배출을 촉진한다. 또한 콩에는 이소플라본과 사포닌이 풍부해 항산화 작용과 면역력 향상에도 도움이 된다.

찌개는 한국인뿐 아니라 해외 한식당에서도 꾸준한 인기를 얻고 있다. 특히 순두부찌개는 외국인들 사이에서 '매운 스튜'라는 별명으로 불리며, 한국 음식을 처음 접하는 사람들에게 자주 추천되는 메뉴다. 미국의 한 유명 순두부찌개 전문점은 할리우드 배우들이 다녀간 곳으로 알려지며 화제가 되기도 했다. 푹 익은 김치로 끓인 김치찌개 역시 외국인들이 즐겨 찾는 대표적인 한식 메뉴다.

최근에는 채식과 건강식에 대한 관심이 높아지면서 찌개에 들어가는 다양한 채소와 그에 따른 영양적 가치가 외국인들 사이에서도 긍정적으로 주목받고 있다.

전골에 채소를 더하면 맛도 해독도 두 배

추운 계절이면 온 가족이 식탁에 둘러앉아 김이 모락모락 나는 전골을 나눠 먹는 모습은 드라마에서도 자주 등장하는 따뜻한 풍경이다. 전골은 보통 냄비째 식탁 위에서 끓여 먹는 요리로, 찌개보다는 국물의 양이 많고 국보다는 건더기가 풍성한 것이 특징이다. 다양한 채소를 넉넉하게 넣어 끓이기 때문에 채소 해독식으로도 매우 좋은 요리다. 전골은 재료를 한꺼번에 넣고 끓여 함께 나눠 먹는 방식인 반면, 샤브샤브는 끓는 국물에 재료를 하나씩 넣어 익혀 먹는 방식 이라는 점에서 차이가 있다.

불고기전골은 달콤한 간장 양념으로 재운 소고기를 다양한 채소 와 함께 육수에 넣고 끓인 전골이다. 배추, 대파, 버섯, 양파, 당근, 미나리 등 여러 채소가 어우러지며 달콤하면서도 짭짤한 맛을 내 외 국인에게도 인기가 많다.

버섯전골은 표고, 느타리, 새송이, 팽이 등 여러 종류의 버섯을 주 재료로 끓이는 전골로, 미나리, 숙주, 청경채, 배추 같은 채소를 더하 면 맛과 식감이 한층 풍성해진다.

두부전골은 두부를 중심으로 버섯, 애호박, 양파, 미나리 등 다양 한 채소를 함께 넣어 끓이는 전골로, 담백하면서도 건강한 포만감을 준다.

해물전골은 낙지, 오징어, 새우, 조개류 등의 해산물에 배추, 쑥갓, 미나리, 대파, 버섯 등을 더해 시원한 국물 맛을 낸다.

샤브샤브는 따뜻한 국물에 채소와 고기를 살짝 익혀 먹는 전골 요리의 한 형태로, 한국, 일본, 중국 등 여러 나라에서 즐겨 먹는다.

한국식 샤브샤브는 배추, 미나리, 쑥갓, 버섯, 숙주 등 다양한 채소와 함께 소고기나 해산물을 곁들여 먹고, 남은 국물에 칼국수나 죽을 끓여 먹으며 마무리하는 것이 특징이다.

일본식 샤브샤브는 얇게 썬 쇠고기와 배추, 버섯, 두부 등을 다시마 육수에 데쳐 유자 간장 소스나 참깨 소스에 찍어 먹는다.

중국식 샤브샤브인 훠궈는 마라, 고추, 팔각, 쓰촨四川 후추 등 향신료가 들어간 진한 육수에 채소, 버섯, 해산물, 내장 등 다양한 재료를 넣어 끓여 먹는 전골 요리다.

밀푀유 나베는 간편하게 만들 수 있는 밀키트 음식으로도 인기를 얻고 있는 전골 요리다. '밀푀유Mille-feuille'는 프랑스어로 '천 개의 잎'이라는 뜻으로, 재료를 겹겹이 쌓은 모습에서 이름이 유래했다. 배추와 얇게 썬 소고기를 번갈아 겹쳐 냄비에 담고 육수를 부어 끓이기만 하면 되는데, 여기에 다양한 버섯이나 청경채 같은 채소를 더하면 모양도 아름답고 먹기에도 좋다.

요리에 자신이 없는 사람도 재료 손질이 끝난 밀키트를 활용하면 부담 없이 시작할 수 있고, 이를 계기로 점차 다른 요리에 도전해 볼 수 있는 자신감도 얻을 수 있다.

차가운 국물 요리인 냉국은 여름철 더위를 식히기 위해 즐겨 먹는 전통 한식으로, 시원한 국물에 채소와 해조류를 넣어 새콤하고 담백하게 즐길 수 있는 것이 특징이다.

대표적인 오이냉국은 청량한 오이의 향과 맛이 갈증 해소에 도움을 주고, 미역냉국은 미네랄이 풍부해 여름철 무기질 보충에 유용하다. 국물은 찬물이나 멸치·다시마 육수에 식초, 간장, 설탕, 소금으로 간을 하고, 얼음을 띄우거나 참깨와 마늘을 너하면 풍미기 한층 살아난다. 기름기가 거의 없어 저칼로리 해독식으로 적합하며, 채소에 함유된 파이토케미컬을 비교적 온전히 섭취할 수 있다는 점도 장점이다.

doctor's advice

✓ 따뜻한 국물 요리는 채소 해독식을 좋아하게 만드는 시작점이 되기도 한다.

✓ 간을 최대한 덜어내면 채소는 더 많이, 국물은 더 가볍게 즐길 수 있다.

전통에서 찾은 해독의 답, 채소 저장식

몇 년 전 경기 안성에 있는 서일농원을 방문했을 때 끝이 보이지 않는 장독대에 압도된 적이 있다. 9만 9,000제곱미터(3만 평) 규모의 공간에 2천여 개의 옹기가 줄지어 있었고, 그 안에는 된장, 간장, 고추장, 쌈장 등이 담겨 오랜 시간의 깊이를 더해 가고 있었다.

내가 좋아하는 책 『요리는 감이여』에는 충청도 할머니 51명의 짤막한 인생 이야기와 함께 51가지 레시피가 실려 있다. 할머니들은 소금, 간장, 된장, 고추장만으로도 다양한 채소와 재료를 절이고 무치며 밥상을 차렸고, 그렇게 고단한 세월을 견뎌왔다. 계량에 대한 부담 때문에 요리를 망설이던 나에게 '요리는 감이여'라는 제목은 '일단 해보라'는 묵직한 용기를 건넨다.

오래 두고 먹는 절인 채소

염장 채소는 냉장고가 없던 시절에도 사계절 내내 채소를 먹기 위해
고안된 지혜로운 저장 방식이다. 좁은 의미에서는 소금에 절인 채소
를 가리키지만, 넓게 보면 간장, 된장, 고추장 등 장류로 양념해 숙성
시킨 장아찌류까지 포함한다. 우리나라의 대표적인 염장 채소로는
장기간 보관이 가능한 김치류와 장아찌류가 있다. 이와 함께 미나
리, 갓, 부추, 열무 같은 제철 채소를 소금에 가볍게 절여 며칠 안에
먹는 계절 절임 채소도 있다.

염장 채소 문화는 한국뿐 아니라 일본, 중국, 독일 등 여러 나라에
서 오랜 세월 이어져 내려왔다. 일본의 전통 발효 음식인 누카즈케
는 소금과 쌀겨, 향신료를 섞은 누카도코에 채소를 담가 숙성시키는
방식으로 만들어진다. 발효 과정에서 생성되는 유익균은 소화를 돕
고 장 건강에 기여한다. 일본의 에세이스트 이나가키 에미코는
2011년 후쿠시마 원전 사고 이후 냉장고 없이 살아가는 삶을 선택
했는데, 그녀의 식탁에는 늘 쌀겨 절임 채소와 두부, 된장국, 밥이 올
랐다.

중국의 대표적인 염장 채소로는 파오차이와 짜차이가 있다. 파오차이는 배추, 무, 고추, 당근 등 여러 채소를 소금물에 담가 며칠간 발효시킨 절임 채소로 밥반찬으로 즐긴다. 짜차이는 겨자 줄기를 소금에 절인 뒤 건조하고 다시 향신료로 양념해 숙성시킨 채소로, 쫄깃하고 짭짤한 맛이 특징이다. 국수나 볶음, 죽에 곁들이기 좋다.

독일의 사우어크라우트는 양배추를 소금에 절인 전통 발효 채소로 유산균이 풍부하다. 집에서도 비교적 간단히 만들 수 있는데, 씻은 양배추를 채 썰어 무게의 2~2.5% 정도의 소금을 넣어 섞은 뒤 소독한 병에 담아 실온에서 약 5일간 발효시키고, 이후 냉장고에서 2주 이상 숙성하면 완성된다.

장아찌는 간장, 고추장, 된장 등 장류를 활용해 다양한 채소로 만들 수 있는 전통 저장 음식이다. 이 가운데 간장 장아찌가 가장 널리 쓰이며, 냉장 보관 시 수개월에서 길게는 1년 이상 두고 먹을 수 있다. 오이, 마늘, 고추, 깻잎, 무, 연근, 우엉 등이 대표적인 재료다.

봄에 나는 산나물로 담근 장아찌는 계절의 향을 품고 있어 한식당 반찬으로도 자주 활용된다. 고추장 장아찌로는 무, 고추, 연근, 더덕 등이 있고, 된장 장아찌는 비교적 덜 알려졌지만 더덕, 가지, 고사리, 도라지 등 다양한 재료로 만들 수 있다.

서울 종로구 인사동에 위치한 '뮤지엄김치간'은 김치 전문 박물관으로, 김치의 역사와 종류, 제조 과정을 체계적으로 소개하고 있다. 고구려·백제·신라의 기록을 담은 『삼국사기』에는 채소를 소금에 절여 저장했다는 내용이 등장하는데, 이를 통해 삼국 시대부터 이미 염장 채소 문화가 존재했음을 알 수 있다. 이 시기의 김치는 고춧가루가 없었으므로 오늘날의 백김치나 동치미와 비슷한 형태였을 것으로 추정된다.

고려 시대에 들어서면서 마늘, 생강, 젓갈 등 다양한 양념이 사용되기 시작했고, 현재와 같은 붉은 김치는 고추가 한반도에 전래된 조선 중기 이후에 등장했다. 조선 시대의 고조리서인 『산림경제』, 『규합총서』, 『음식디미방』에는 다양한 김치 조리법이 상세히 기록되어 있다.

김치는 사용되는 주재료에 따라 배추김치류, 무김치류, 잎채소김치류, 기타 특수 채소 김치로 나눌 수 있다. 가장 대표적인 배추김치는 통배추에 양념을 채워 발효시키는 방식이다.

무김치류에는 깍둑썰기 한 무로 담그는 깍두기, 맑은 국물의 동치미, 알타리무로 만든 총각김치가 있다.

잎채소김치류로는 실파나 쪽파로 담근 파김치, 갓을 활용한 갓김치, 여름철에 즐겨 먹는 열무김치 등이 있다. 이 밖에도 오이에 양념을 채운 오이소박이, 가지에 양념을 버무린 가지김치처럼 특정 채소의 특성을 살린 김치도 있다.

염장 김치는 아니지만 숙성 없이 바로 무쳐 먹는 겉절이는 신선함과 아삭한 식감이 특징이다.

김치는 자연 발효 과정에서 생성되는 풍부한 유산균(젖산균)을 통해 장내 유익균을 늘리고 장 건강에 도움을 준다. 또한 비타민 C와 E, 베타카로틴, 셀레늄 등의 항산화 성분과 파이토케미컬이 풍부해 항염 작용과 면역력 향상에도 기여한다.

김치를 오래 보관하다 보면 표면에 흰색 막이 생기는 경우가 있는데, 이는 효모균에 의해 형성되는 골마지다. 저장 온도가 일정하지 않거나 공기와 자주 접촉했을 때 발생하므로 골마지가 생기면 즉시 제거하고 보관 상태를 점검하는 것이 좋다.

"김장은 입동 전후에 한다."는 말이 있다. 입동은 겨울이 시작되는 24절기 가운데 하나로, 보통 11월 7~8일경이다. 8월에 심은 김장용

배추와 무의 수확 시기가 이 무렵이기 때문이다.

예전의 김장은 가족과 친척, 이웃과 마을 사람들이 함께 모여 김치를 담그는 공동체 행사였다. 김장이 끝나면 김장 김치를 나누고, 갓 담은 김치에 수육과 따뜻한 밥을 곁들여 먹었다. 2013년 유네스코는 '김장 문화'를 '한국 공동체가 계절 변화에 적응하며 협력과 나눔을 실천해 온 문화'로 평가하며 인류무형문화유산으로 등재했다.

입맛 살리고 몸도 살리는 채소 피클

"입맛이 없을 땐 새콤달콤한 걸 먹으면 도움이 된다."며 친정어머니는 한여름이면 꼭 여러 가지 채소로 피클을 담가 주셨다. 아삭하게 씹히는 소리와 함께 입 안 가득 퍼지는 새콤달콤한 맛이 돌면 잃었던 식욕과 기운이 다시 살아나는 듯했다. 무더위로 지쳐 있던 마음까지 서서히 풀리던 그 맛은 지금도 여름 식탁에서 빠지지 않는 메뉴로 남아 있다.

피클pickle은 원래 '절이다'는 뜻으로 식초 절임과 소금 절임을 모두 포함하는 넓은 개념이지만, 현대에는 주로 식초에 절인 채소를 가리킨다. 식초 절임 채소는 식초의 투명함 덕분에 간장 장아찌와 달리 재료 고유의 색감을 살릴 수 있고, 아삭하고 새콤한 맛으로 사랑받는다.

　이탤리언 음식점에서 만나는 알록달록한 채소 피클이나 선물로 받은 수제 피클을 마주할 때면 어떤 채소가 담겼는지 유심히 살펴보게 된다. 초록색은 오이, 고추, 브로콜리, 오크라, 주황색은 당근과 주황색 파프리카, 흰색은 무, 양배추, 마늘, 양파, 콜리플라워, 보라색은 적양파, 적양배추, 비트, 보라당근, 노란색은 노란 파프리카와 노란 당근, 붉은색은 비트, 빨간 파프리카, 홍고추가 주를 이룬다. 이처럼 다양한 색의 채소를 활용할수록 피클은 한층 화려한 색감을 갖게 된다.

　채소 피클은 활용 범위도 넓다. 햄버거나 샌드위치에 들어가는 오이·양파·고추 피클, 배달 치킨과 함께 제공되는 아삭한 치킨무 역시 식초 피클의 한 종류다.

　채소 피클은 음식의 맛을 보완하는 역할을 한다. 삼겹살이나 제육볶음 같은 고기 요리에 양파 초절임을 곁들이면 고기의 풍미가 살아나고 소화에도 도움이 된다. 햄버거, 피자, 스파게티처럼 기름지고 느끼한 음식과 함께 먹으면 입안을 깔끔하게 정리해 준다.

　식전 애피타이저로 제공되는 채소 피클은 새콤한 맛으로 식욕을 자극하고, 침과 위액 분비를 촉진해 소화를 돕는다. 무더운 여름철 입맛이 없을 때는 면 요리나 밥반찬에 곁들이는 것만으로도 충분한 역할을 한다. 시중의 피클초를 활용하면 집에서도 간단히 만들 수 있다는 것도 장점이다.

전통적으로 사용되던 채소뿐 아니라 다양한 식재료가 피클 재료로 활용된다. 김치에 주로 쓰이는 배추, 총각무, 열무도 피클로 만들면 전혀 다른 맛과 식감을 즐길 수 있다.

연근을 얇게 썰어 만든 연근 피클은 단면이 아름답고 아삭한 식감이 인상적이다.

아스파라거스 피클은 단단한 줄기 덕분에 식감이 좋고 모양도 단정해 유럽에서 즐겨 먹는다. 흰 아스파라거스와 녹색 아스파라거스 모두 사용할 수 있다.

삶은 병아리콩으로 만든 피클은 지중해식 식단이나 비건 요리에 자주 활용되며, 생강 피클은 생선회나 구이 요리와 잘 어울린다.

마늘 피클은 건강을 이유로 꾸준히 챙겨 먹는 사람들도 많다. 여기에 허브나 향신료를 더하면 맛과 향의 폭이 한층 넓어진다.

몇 달 전 선우용녀 씨의 유튜브에서 양배추김치를 담그는 모습을 보고 따라 만들어보았는데, 의외로 맛이 좋았다. 양배추를 소금물에 살짝 절인 뒤 삶은 감자, 새우젓, 청양고추, 홍고추, 양파, 생강가루, 매실액을 갈아 버무려 사흘 정도 두고 먹는 방식이다.

독일의 사우어크라우트sauerkraut 역시 양배추를 소금에 절여 발효시키는 음식으로, 재료는 오직 양배추와 소금뿐이다. 최근에는 건강을 고려해 소금과 설탕 사용을 줄인 저염·저당 채소 저장 식품이 다양하게 개발되고 있어 더욱 기대된다.

doctor's advice

✓ 김치와 채소 피클은 채소의 맛을 다채롭게 확장하는 방법이다.

✓ 다양한 제철 채소로 김치와 피클을 담가 먹으면 맛의 스펙트럼은 자연스럽게 넓어진다.

영양가 높은 말린 채소

2월 중순 정월대보름이 되면 오곡밥과 건나물을 챙겨 먹으며 다가올 봄을 기다리는 시간이 참 설레고 좋다. 건고사리, 건도라지, 건취나물, 호박고지, 무말랭이, 건가지나물을 쫄깃한 찰밥과 함께 먹으면 '이번 겨울도 무사히 잘 보냈구나' 하는 안도감과 함께 한 해 계절의 마무리에 왠지 모를 뭉클함이 찾아온다.

곧 피어날 봄꽃과 싱그러운 봄나물을 기다리는 즐거움도 크다. 요즘은 정월대보름에 맞춰 오곡밥과 나물 세트를 판매하는 곳이 많아 간편하게 즐길 수 있다.

말린 채소는 슬로푸드의 일종

슬로푸드slow food는 1986년 이탈리아 로마에 미국의 패스트푸드fast food 체인인 맥도날드가 들어서자 전통적인 음식 문화의 파괴를 우려한 이탈리아 언론인 카를로 페트리니가 시작한 운동이다. 이후 1989년 프랑스 파리에서 이탈리아, 프랑스, 독일, 일본 등 15개국 대표들이 모여 슬로푸드 국제운동을 공식 선언하였다.

슬로푸드 인터내셔널Slow Food International의 본부는 이탈리아에 있으며, 전 세계 160개국 이상에서 10만 명 이상의 회원이 활동 중이다. 1989년에 채택된 선언문은 슬로푸드가 추구하는 가치를 잘 반영하고 있다.

"우리는 빠른 삶의 속도에 저항한다. 우리는 음식을 단지 연료로 여기며 급하게 소비하는 세상에 맞서 맛과 전통 그리고 진정한 인간적 삶이 담긴 슬로푸드를 지지한다.

음식은 단순한 소비재가 아니다. 음식은 우리가 누구인지, 어디서 왔는지를 말해 주는 언어이며, 문화의 핵심이다.

우리는 지역성과 다양성을 존중하며, 자연의 리듬에 맞춘 식재료, 소규모 생산자와의 공정한 관계 그리고 환경을 해치지 않

슬로푸드는 패스트푸드에 반대되는 개념으로, 지역에서 나는 제철 식재료를 전통적인 방식으로 요리해 먹는 식문화를 중시한다. 또한 지역 전통 음식 보존, 토종 씨앗과 식문화 보호를 위한 프레시디아Presidia 활동과 슬로시티Cittaslow 운동 능을 선새하고 있다.

특히 전통 음식 보존 활동은 사라져 가는 각국의 지역 전통 요리법과 식재료를 발굴하고 복원하려는 노력으로 이어지는데, 한국에서는 진도의 붉은 전통주 '홍주', 울릉도의 자생 식물 '부지갱이나물', 제주의 '흑돼지' 등이 보존 대상에 포함되었다.

말린 채소는 슬로푸드의 정신을 담고 있는 대표적인 전통 식재료이며, 채소 해독식을 실천할 수 있는 훌륭한 식재료이기도 하다.

말린 채소는 지역의 식문화를 반영하기도 하는데, 강원도의 취나물, 경상도의 건가지, 전라도의 건고사리 등이 대표적이다. 말린 채소 요리는 식재료의 과정을 생각하게 하고 슬로푸드가 추구하는 가치와도 일치한다. 이뿐만 아니라 음식에 대한 감사와 집중, 자연과의 연결을 느끼는 '의식적인 식사Mindful Eating'와도 연결된다.

많은 나라에서 식재료로 쓰이는 말린 채소

최근 건강과 환경을 생각하는 사람들이 늘어나면서 비건Vegan, 글루텐프리Gluten-Free 식단이 전 세계적으로 확산되고 있다. 글루텐은 밀, 보리, 호밀 등에 포함된 단백질로, 일부 사람에게 알레르기나 소화 장애를 일으킨다. 이러한 흐름 속에서 말린 채소는 가공을 최소화한 무첨가 식물성 재료로서 안전하게 활용될 수 있다.

말린 채소는 수분이 제거되면서 파이토케미컬, 미네랄, 식이 섬유, 비타민 등이 농축되는데, 보관이 용이하고 장기간 저장이 가능해 필요할 때 간편하게 이용할 수 있는 실용적인 재료이기도 하다.

말린 채소는 여러 나라에서 중요한 식재료로 활용되고 있다. 특히 일본에서는 말린 채소 문화가 일찍부터 발달했는데, 무, 가지, 당근, 우엉 등을 얇게 썰어 햇볕에 말린 뒤 볶음 요리, 절임, 조림 등에 널리 사용한다. 또한 말린 채소는 다시마나 훈제 건조 가다랑어포인 가쓰오부시 등과 함께 국물 재료로도 활용되며, 된장국에 말린 채소를 넣으면 감칠맛과 풍부한 식감을 더할 수 있다.

중국 역시 배추, 무, 죽순, 도라지, 표고버섯 등 다양한 채소를 말려 볶음, 죽, 탕, 면 요리에 사용한다. 특히 말린 죽순은 고급 요리에 자주 사용되며 국물 요리의 깊은 맛을 내는 데도 활용된다.

이탈리아는 슬로푸드의 발상지로, 전통적인 방식으로 음식을 만들고 즐기는 문화가 있다. 특히 남부 지역에서는 강한 햇볕을 이용해 토마토, 고추, 가지, 호박 등의 채소를 옥상, 베란다, 창가 등에 널어 말리는 모습을 지금도 볼 수 있다. 특히 말린 토마토를 올리브오일, 마늘, 허브와 함께 절여 보관해 두고 샐러드, 파스타, 피자, 리소토, 구운 빵을 활용한 브루스케타 등에 폭넓게 활용한다. 또한 고추, 마늘, 바질, 로즈메리 등의 허브와 향신료도 말려서 다양한 요리에 쓴다.

인도는 뜨거운 햇볕과 건조한 기후로 채소를 말려 보관하고 요리에 활용하는 문화가 발달했다. 가지, 감자, 토마토, 양파, 오크라 등 다양한 채소를 말렸다가 커리나 볶음 요리에 활용한다. 특히 남인도에서는 말린 채소나 과일을 향신료와 오일에 절인 '우르가이Urugaai'를 밥과 곁들여 먹는다.

프랑스에서는 당근, 버섯, 셀러리, 파 등 다양한 채소를 말려 수프나 스튜의 베이스로 활용한다. 또한 생 또는 말린 허브를 다발로 묶은 '부케 가르니'를 국물 요리인 스튜나 수프의 맛과 향을 내는 데 사용한다. 이 외에도 말린 채소를 곱게 분말로 만들어 향신료나 허브 솔트에 첨가하기도 한다.

폭넓게 활용되는 말린 채소

말린 채소에 눈을 뜬 것은 일본 작가 이나가키 에미코의 책『먹고 산다는 것에 대하여』(김미형 역, 엘리, 2018)를 읽고 나서였다. 일본 원전 사고 이후 냉장고를 쓰지 않는 작가는 남은 채소를 베란다에서 말려 활용하고 있었다.

"말려서 팔지 않는 채소도 얼마든지 말릴 수 있다. 말리는 법도 아주 쉽다. 채소가 남으면 사람들은 랩에 싸서 냉장고에 넣어두곤 하지만, 잠깐!! 그 채소를 적당히 썰어 베란다나 볕이 잘 드는 창가에 놓아보자. 날씨에 따라 다르겠지만, 비만 조심하면 아주 알맞게 시들해진다. 반건조 상태로도, 된장국 건더기뿐만 아니라 볶음, 조림, 튀김 같은 요리의 식재료가 될 수 있다."

책 속의 정갈한 음식 사진은 말린 채소에 관심을 갖게 되는 계기가 되었다.

조선 시대 여성들을 위한 살림 지침서인 『규합총서』에는 무의 잎과 줄기, 가지, 호박, 고사리 등의 채소를 말려 보관하고 조리하는 방법이 자세히 기록되어 있다. 당시 사람들은 봄과 여름에 제철 채소를 수확해 말리고 겨울까지 활용하며 사계절 내내 채소를 먹었다. 고사리, 도라지, 애호박, 무, 버섯 등의 말린 채소는 평소 반찬으로도 활용되고 명절, 제사, 사찰 음식으로 중요하게 쓰였다.

그러다 현대에 들어서면서 냉장고와 냉동식품의 보급으로 말린 채소의 사용이 점차 줄어들었지만, 자연식·채식 열풍과 전통 식문화에 대한 관심이 높아지면서 말린 채소가 다시 주목받고 있다.

말린 채소는 수분 함량에 따라 완전히 건조된 건조 채소dried vegetables와 약간의 수분이 남아 있는 반건조 채소semi-dried vegetables로 나눌 수 있다. 건조 채소는 수분 함량이 보통 10~15% 이하로 바삭하거나 단단하며 상온에서도 장기 보관이 가능하다.

이러한 건조 채소는 조리 전에 물에 불리거나 익혀야 하며, 주로 육수를 내거나 나물 반찬, 찌개, 밥 요리에 활용된다. 맛과 향이 농축

돼 깊은 맛을 내며, 대표적인 재료로는 무말랭이, 건표고버섯, 건고사리, 말린 가지, 말린 호박 등이 있다. 햇볕, 전기 건조기, 실내 통풍 건조 등으로 완전히 말린 뒤 밀폐용 봉지에 넣어 서늘한 곳에 보관한다.

반건조 채소는 수분 함량이 30~50% 정도로 말랑말랑하고 부드러운 식감을 유지한다. 수분이 남아 있어 냉장 또는 냉동 보관을 해야 하며, 불리지 않고 바로 요리에 사용할 수 있다. 반건조 채소는 샐러드, 반찬, 볶음, 찜, 튀김, 전 등 다양한 요리에 활용할 수 있으며, 생채소에 가까운 식감과 색감이 유지된다.

무, 당근, 우엉, 연근, 순무 같은 뿌리채소뿐만 아니라 양배추, 배추 등의 잎채소, 브로콜리, 콜리플라워 같은 꽃채소, 아스파라거스, 셀러리 등 줄기채소도 반건조 형태로 사용할 수 있다. 또한 오이, 토마토, 방울토마토, 피망, 파프리카, 단호박, 가지와 같은 과일채소류도 말리면 쫄깃한 식감과 진한 맛이 생긴다.

건조 채소는 물에 불리거나 삶은 뒤 쌀 위에 얹어 밥과 함께 지으면 '채소 나물밥'으로 활용할 수 있다. 대표적인 예가 곤드레나물밥으로, 말린 곤드레 외에도 고사리, 취나물, 무, 가지, 시래기, 우엉,

연근, 호박, 표고버섯 등 다양한 말린 채소가 밥 재료로 쓰인다. 이렇게 만든 나물밥은 담백한 맛뿐만 아니라 풍부한 식이 섬유로 혈당 조절에도 도움이 된다.

반건조 채소는 샐러드, 수프, 파스타, 볶음 요리, 커리, 면 요리, 국, 찌개 등 다양한 요리에 쉽게 활용할 수 있는 보조 식재료로 색다른 식감과 맛을 더해 준다.

말린 채소의 쫄깃한 식감과 맛은 채소를 먹는 즐거움을 더해 주므로 여러 요리에 적극적으로 활용해 보자.

doctor's advice

✓ 말린 채소는 영양이 농축되어 있고, 색다른 식감으로 채소 해독식의 즐거움을 더해 준다.

✓ 시중의 다양한 건나물을 활용해 가볍게 시작해 보자.

냉동 채소는 해독 식단의 숨은 주역

어느 날 친구가 "나는 늘 채소를 냉장고에 두었다가 짓물러 버리는데, 너는 참 잘 활용하더라."라고 말했을 때, 나는 격세지감을 느꼈다. 예전에는 나 역시 채소를 제대로 먹지 못하고 버리기 일쑤였기 때문이다.

냉장고 속 채소는 눈에 보이지 않으면 금세 잊힌다. 며칠 전 샀던 시금치도, 반쯤 쓰다 남은 양배추도 '내일은 꼭 먹어야지' 다짐만 몇 번 하다 결국 버리곤 했다. 짓물러 버린 채소가 무수히 많았다. 채소를 알뜰하게 활용하게 된 것은 냉동실을 적극적으로 사용하기 시작하면서부터다.

간편하게 건강을 챙길 수 있는 식재료, 냉동 채소

1912년 미국의 생물학자이자 발명가인 클라렌스 버드세이Clarence Birdseye는 정부의 생물학 조사 프로젝트에 참여해 캐나다 래브라도 지역에 파견되었다. 그곳에서 그는 이누이트족이 갓 잡은 생선을 매서운 추위 속에서 즉시 얼리는 모습을 보게 되었는데, 놀랍게도 해동 후에도 생선은 맛과 식감, 신선도, 영양소가 그대로 유지되었다.

이 경험은 버드세이에게 식품 보존 방식에 대한 새로운 관점을 제공했고, 이를 식품에 활용할 생각을 하게 했다. 그는 미국으로 귀국한 뒤 연구를 거듭한 끝에 급속 동결법을 개발했다. 그의 발명은 냉동 채소 산업뿐 아니라 다양한 냉동식품 산업을 일으키는 계기가 되었다.

전 세계 냉동 채소 시장 규모는 약 55조 원(411억 7천만 달러)에 이르며 해마다 꾸준히 성장하고 있다. 국가마다 조금씩 차이는 있지만 전 세계적으로 공통적으로 인기 있는 냉동 채소로는 브로콜리, 완두콩, 시금치, 옥수수, 혼합 채소(예: 콩, 당근, 옥수수), 녹두콩(그린 빈), 콜리플라워, 당근, 버섯류, 아스파라거스 등이 있다. 한국에서는 브로콜리, 시금치, 혼합 채소, 단호박, 취나물, 곤드레 등 나물

류의 인기가 높다.

　냉동 브로콜리는 다이어트 식단이나 유아식으로 자주 사용되며 냉동 시금치는 된장국, 국거리, 나물 등에 쓰인다. 혼합 냉동 채소는 볶음밥, 잡채 등의 요리에, 냉동 단호박은 달콤한 맛과 부드러운 식감으로 죽, 찜 요리 등 여러 방식으로 활용된다. 냉동 나물류는 비빔밥이나 반찬으로 널리 사용된다.

　영국의 유명 요리사인 제이미 올리버는 건강한 식생활 운동가로도 널리 알려져 있다. 그는 냉동 채소를 바쁜 일상 속에서도 건강을 지키고 식재료 낭비를 줄일 수 있는 현명한 선택이라고 강조해 왔다. 또한 냉동 채소의 다양한 장점을 강조하며 일상 식사에서 적극적으로 활용할 것을 권한다.

　제이미 올리버는 2000년대 중반부터 '학교 급식 혁신 운동'을 주도했으며 가공식품과 정크푸드 대신 신선하고 건강한 식재료를 사용하는 급식을 널리 보급하고자 했다. 그는 평소 요리에 냉동 채소를 즐겨 사용하며, 특히 혼합 냉동 채소를 활용한 오믈렛을 집에서도 간편하게 건강한 식사를 실천할 수 있는 방법으로 제시했다.

　일본 영화 〈남극의 셰프〉는 실제 남극 관측대에서 요리사로 활동

했던 니시무라 준의 자전적 에세이를 원작으로 만들어졌다. 남극은 극한의 환경으로 연중 몇 차례만 보급선이 들어오기 때문에 장기 보관이 가능한 식재료의 중요성이 크다. 이곳에서는 냉동 당근, 냉동 시금치, 냉동 브로콜리, 냉동 감자 등 냉동 채소가 대원들의 건강과 영양을 책임지는 핵심 식재료로 활용된다. 영화 속에서는 냉동 채소로 정성껏 만든 음식들이 식탁에 오르며 혹독한 추위와 고립된 환경 속에서도 몸과 마음을 따뜻하게 채워주는 한 끼로 그려진다.

다양하게 구성된 냉동 채소들

냉동 채소는 구성 방식에 따라 크게 단일 냉동 채소와 혼합 냉동 채소로 나눌 수 있다. 단일 냉동 채소는 활용도가 높고 수요가 많은 채소를 한 가지 품목으로 냉동한 것으로, 브로콜리, 시금치, 옥수수, 완두콩, 당근, 감자, 버섯류, 파프리카, 오크라, 양파 등이 대표적이다. 혼합 냉동 채소는 용도에 따라 다양한 형태로 구성된다.

예를 들어 색감과 조화를 중시한 '3색 믹스'는 당근·완두콩·옥수수로 이루어지고, '채소 볶음 믹스'는 양파·당근·파프리카·브로콜리 등을 섞어 만든다. '이탤리언 요리용 믹스'는 토마토·가지·호박·파프리카 등으로 구성되며 파스타나 라타투이 같은 채소 스튜 요리에 활용된다.

 냉동 채소는 가공 방식에 따라서도 여러 유형으로 나눌 수 있다. 대표적으로 생채소 냉동, 데친 후 냉동, 익힌 후 냉동, 구운 채소 냉동, 스팀 후 냉동, 채소 퓌레 냉동 등이 있다.

 생채소 냉동은 깨끗이 세척한 채소를 별도의 조리 없이 바로 냉동한 것으로, 조리 시 충분히 익혀야 하는 찜이나 국물 요리에 적합하다.

 데친 후 냉동은 살짝 데친 채소를 급속 냉동한 형태로, 볶음 요리나 반찬처럼 조리 시간이 짧은 요리에 편리하다.

 익힌 후 냉동은 채소를 완전히 조리한 뒤 냉동한 것으로, 해동만 해도 바로 먹을 수 있어 냉동 나물 반찬, 냉동 채소 부침개, 냉동 이유식 등에 활용된다.

 구운 채소 냉동grilled frozen은 채소를 구운 뒤 냉동한 것으로 풍미가 깊고 식감이 살아 있어 샐러드, 파스타, 피자 토핑 등에 잘 어울린다. 가지, 파프리카, 호박, 양파, 감자, 브로콜리 등이 주로 사용된다.

 스팀 후 냉동은 채소를 찐 뒤 냉동한 형태로 간편한 사이드 메뉴나 도시락 반찬으로 활용하기 좋고, 채소 퓌레 냉동은 삶거나 찐 채소를 갈아 냉동한 것으로 이유식, 수프, 소스 등에 쓰인다. 이처럼 냉동 채소는 다양한 형태로 판매되므로 여러 요리에 폭넓게 활용할 수 있다.

가정에서도 채소를 용도에 맞게 소분해 냉동할 수 있다. 가족이 좋아하는 채소로 냉동 채소 팩을 미리 만들어두면 요리할 때 바로 꺼내 쓸 수 있다. 예를 들어 된장국용, 볶음밥용, 카레용, 수프용처럼 용도별로 채소 팩을 준비하면 훨씬 편리하다. 채소 팩을 만든 뒤에는 지퍼백 겉면에 만든 날짜와 용도(예: '된장국용', '볶음밥용')를 적어두면 관리하기 쉽다. 홍고추, 파프리카, 당근처럼 색감이 선명한 채소는 소량만 넣어도 음식에 화사함을 더할 수 있으니 적극 활용해 보자.

수프부터 볶음밥까지, 냉동 채소의 무한 변신

집에서 요리하지 않고 배달 음식을 시켜 먹는 이유 중 하나는 간편함 때문이다. 집밥을 먹으려면 재료 손질부터 메뉴 고민, 식사 후 설거지까지 은근히 시간이 많이 든다. 냉동 채소는 이미 손질과 세척이 되어 있어 요리 시간을 단축시켜 주고, 다양한 요리에 바로 활용할 수 있어 편리하다.

평소 냉동 채소를 활용해 간단하게 만들 수 있는 볶음밥, 찌개, 채소 수프 등 나만의 레시피를 미리 만들어 두면 바쁜 날에도 부담 없이 집밥을 챙길 수 있다. 시간 여유가 있을 때 미리 한 번에 요리를 만들어 냉동해 두었다가 필요할 때 데우기만 해도 건강하게 한 끼를 먹을 수 있다.

전 세계적으로 냉동 채소는 다양한 방식으로 활용되고 있다. 미국에서는 전자레인지에 포장째 넣어 조리할 수 있는 '스팀 백steam bag' 형태의 냉동 채소가 널리 사용되며, 파스타, 수프, 볶음 요리에 활용된다.

일본에서는 소량으로 포장된 냉동 채소로 간단하게 반찬을 만들거나 도시락 재료로 자주 활용한다. 유럽에서는 당근, 감자, 셀러리, 파슬리 등으로 구성된 '수프 키트'가 인기가 있으며, 인도에서는 오크라, 강낭콩, 시금치 등의 냉동 채소가 카레 요리의 주요 재료로 널리 쓰인다.

호주에서는 냉동 시금치, 아보카도, 케일 등을 바나나 베리와 함께 갈아 스무디로 먹는 것이 인기이며, 브라질과 멕시코에서는 냉동 양파, 피망, 옥수수 등이 볶음 요리에 자주 활용된다.

집에서 요리를 하고 남는 채소들을 깨끗이 씻은 뒤 물기를 제거하고 바로 냉동하면 다음 요리에 알뜰하게 활용할 수 있다. 조리용 채소인 당근, 양파, 버섯류 등은 먹기 좋게 썰어서 냉동하고, 브로콜리나 시금치 등은 살짝 데친 후 냉동하는 것이 좋다.

대파, 홍고추, 청양고추와 같은 향채소도 소량씩 자주 쓰이므로 미리 썰어 냉동해 두면 요리할 때 편리하다. 마늘은 갈아서 지퍼백에 넓게 펴서 냉동하면 사용할 때 필요한 만큼만 잘라 쓸 수 있어 좋다. 또한 봄에 나는 나물들도 삶은 뒤 물기를 제거해 냉동하면 계절이 지나도 먹고 싶을 때 간편하게 즐길 수 있다.

냉동 채소전 반죽 제품은 채소와 밀가루, 물로 만든 반죽을 냉동해 두었다가 해동 후 바로 전을 만들 수 있어 편리하다. 부추전, 채소전, 김치전 등이 대표적이며, 좋아하는 채소를 추가할 수도 있고 오징어나 새우 같은 해물을 넣어 해물전을 부칠 수도 있다.

다이어트를 하는 사람들이 꾸준히 찾는 냉동 콜리플라워 라이스는 콜리플라워를 잘게 다진 뒤 냉동한 제품으로, 밥과 섞어 먹으면 포만감을 높이고 칼로리는 줄일 수 있어 인기가 있다.

냉동 채소는 단순한 조리를 넘어 스무디 재료로도 다양하게 활용되는데, 시금치, 당근, 오이, 케일, 셀러리, 비트 등의 채소를 과일과 견과류와 함께 갈아 만든 냉동 스무디 팩도 인기가 있다.

냉동 채소는 바쁜 현대인이 시간을 절약하면서 건강도 챙길 수 있는 실용적인 식재료로, 신선하게 보관할 수 있고 위생적이며 계절과 상관없이 일정한 품질과 가격으로 채소를 섭취할 수 있다는 것이 장점이다. 또한 대부분 첨가물이 없는 자연 그대로의 식재료이므로 디톡스·저염·저칼로리 식단에 활용하기 좋다.

가정에서 요리 후 남은 채소를 냉동해 활용하면 음식물 쓰레기를 줄일 수 있어 환경과 경제 모두에 도움이 된다.

doctor's advice

✓ 요리하고 남은 채소는 냉동해 두는 것만으로도 활용도가 달라진다.

✓ 냉동 채소는 바쁜 일상에서 요리 시간을 줄여 주며, 꾸준한 채소 섭취를 돕는다는 점에서 충분히 매력적이다.

에어프라이어를 이용한 채소 활용법

튀긴 냉동식품을 기름 없이 다시 데우는 도구 정도로만 생각했던 에어프라이어를 적극적으로 채소 요리에 활용하게 된 것은 방울토마토를 반건조하면서부터였다. 샐러드를 즐겨 먹다 보니 다양한 재료를 토핑으로 올려 보게 되었는데, 그중 올리브유에 푹 절인 반건조 방울토마토가 특히 마음에 들었다. 그 후 자른 가지를 구워 무침을 하기도 하고, 단호박을 굽고 으깨 샐러드를 만들기도 했다.

에어프라이어에 채소를 구우면 찌거나 삶을 때와는 다른 식감과 맛이 나서 다양한 채소를 활용하기 시작했는데, 간편할 뿐 아니라 기름 없이 조리해도 고소한 맛이 나 꾸준히 먹을 수 있었다.

에어프라이어는 다양하게 활용된다

감자튀김을 무척 좋아했던 네덜란드 엔지니어이자 발명가인 프레드 반 데르 바이Fred van der Weij는 감자튀김을 기름 없이 바삭하게 조리할 수 있는 방법을 찾고 싶었다. 그는 고온의 공기를 빠르게 순환시켜 음식을 조리하는 기술을 개발했고, 한 가전회사와의 협업을 통해 에어프라이어라는 제품으로 상용화되었다.

2010년 독일 베를린에서 열린 가전 박람회에서 처음 공개된 에어프라이어는 건강한 식습관에 대한 관심이 높아지던 시기와 맞물려 큰 인기를 끌었다. 전 세계적으로 에어프라이어의 수요는 계속 늘고 있으며, 2023년에는 약 7,063만 대가 생산된 것으로 보고되었다.

기존의 오븐은 부피가 크고 상하열 또는 대류열 방식으로 예열 시간이 필요하며 조리 속도도 느리지만, 대형 음식 조리가 가능해 가족용으로 많이 사용되어 왔다. 반면 에어프라이어는 고속 열풍 순환 방식으로 조리 속도가 빠르고, 크기가 작아 1인 가구에서도 사용하기 편리하다. 또한 오븐에 비해 세척이 간편하다는 것도 큰 장점이다.

프레드 반 데르 바이가 처음 설계한 바스켓형 에어프라이어는 서랍처럼 바스켓을 당겨 넣고 빼는 구조로, 현재 가장 널리 쓰이고 있다.

에어프라이어의 수요가 늘어남에 따라 다양한 형태의 제품이 나오고 있다. 오븐형 에어프라이어는 내부 공간이 넓고 선반이 여러 개 있어 여러 식재료를 동시에 조리할 수 있다. 토스트, 베이킹 등 다양한 용도로 사용할 수 있으며, 일부 모델은 스팀 기능까지 더한 '오븐 겸용형'으로 출시되기도 한다.

그릴형 에어프라이어는 고온 조리에 적합해 두꺼운 채소나 닭고기, 생선 등의 조리에 유용하다. 디지털 스마트형 에어프라이어는 다양한 자동 요리 모드를 갖추고 있어 초보자도 쉽게 요리할 수 있다.

채소를 말려 보관하거나 요리에 색다른 식감을 더하고 싶을 때 에어프라이어를 활용하면 편리하다. 보통 채소는 찌거나 삶아 먹는 경우가 많은데, 구우면 고소한 맛과 쫄깃한 식감이 더해진다.

에어프라이어는 식품건조기처럼 저온에서 장시간 건조하기에는 한계가 있지만, 짧은 시간 안에 수분을 날려 반건조 상태로 만들거나 바삭하게 조리할 수 있다. 슬라이스한 가지와 당근, 반으로 자른 방울토마토는 반건조용으로, 감자, 고구마, 연근, 비트 등은 채소칩처럼 바삭하게 만들기에 적합하다.

당분이 많은 단호박, 고구마, 당근 등은 에어프라이어에 구우면 단맛이 더욱 진해지고 고소한 풍미가 살아나 채소를 꺼리는 아이들도 맛있게 먹을 수 있다. 매운맛이 있는 양파와 마늘은 자극적인 맛이 줄어들고 은은한 단맛이 더해지며, 가지나 버섯류는 쫄깃한 식감이 살아난다.

아이들이 좋아하는 피자도 얇은 토르티야 위에 스파게티용 토마토소스를 바르고 다양한 채소와 피자 치즈를 얹어 에어프라이어로 만들 수 있다. 또한 냉동 채소전과 채소튀김도 에어프라이어를 사용하면 기름 없이 바삭하게 데울 수 있으며, 고구마나 감자 같은 뿌리채소도 맛있게 구울 수 있다.

에어프라이어를 활용한 채소 플래터는 건강한 한 끼가 된다

채소 플래터vegetable platter는 다양한 생채소나 구운 채소를 큰 접시에 담고, 찍어 먹는 소스를 곁들여 즐기는 건강한 한 접시 요리이다. 채소 구성을 간단하게 하면 가벼운 한 끼 식사나 간식, 디톡스 식단으로 좋고, 좀 더 다양한 채소를 준비하면 손님 접대나 홈파티 음식으로도 활용할 수 있다.

아스파라거스, 고구마, 버섯, 가지, 브로콜리 등 여러 채소를 썰어 올리브유를 살짝 둘러 굽거나 기름 없이 구워 채소 고유의 담백한 맛을 살려도 좋다.

빨간 토마토, 노란 파프리카, 초록 브로콜리, 흰색 콜리플라워, 보라색 순무 등 여러 색의 채소는 아름다운 한 상을 만든다. 채소를 찍어 먹는 디핑 소스dipping sauce도 여러 종류기 있는데, 참깨 드레싱, 후무스, 요거트 허브 딥, 아보카도 딥 등 입맛에 맞게 선택하면 된다.

후무스는 삶은 병아리콩에 참깨를 간 타히니tahini, 올리브유, 레몬즙, 다진 마늘을 넣어 만드는데 포만감이 꽤 있다. 요거트 허브 딥은 그릭요거트에 간 마늘과 딜 같은 허브, 소금을 섞어 만들고, 아보카도 딥은 으깬 아보카도에 라임즙과 소금을 넣어 만든다.

채소 플래터를 만들 때는 큰 접시나 나무 도마 중앙에 딥 소스를 담은 그릇을 놓고, 그 주변에 준비한 채소들을 원형으로 고르게 배치하면 보기에도 좋다. 여기에 견과류나 과일 조각을 함께 담으면 한층 더 풍성해진다. 채소 플래터에 병아리콩, 렌틸콩, 퀴노아 등의 곡물로 만든 샐러드를 곁들이거나, 간장 소스나 허브 소금으로 담백하게 간해 구운 두부를 함께 내도 좋다.

이런 재료들을 더하면 식탁이 더욱 풍성해지고, 건강하면서도 맛있게 단백질을 보충할 수 있다. 그리고 인도의 납작한 빵인 난naan이나 멕시코의 토르티야tortilla로 채소 플래터의 채소를 감싸서 먹어도 색다른 맛을 즐길 수 있다.

채소 플래터의 남은 채소는 다음 식사 때 샐러드 토핑으로 활용해도 좋다. 이때 올리브유, 화이트 발사믹 식초, 소금, 후춧가루, 허브 등을 섞어 만든 드레싱을 곁들이면 채소 본연의 색감과 맛을 살릴 수 있다. 일반 발사믹 식초가 포도즙을 졸여 오래 숙성해 진한 갈색을 띠는 반면, 화이트 발사믹 식초는 포도즙을 졸이지 않고 짧은 시간 저온 숙성해 투명한 색과 산뜻한 맛이 특징이다.

올리브유 역시 맛간장만큼이나 향과 풍미의 폭이 넓으므로 마음에 드는 제품을 발견하면 기억해 두는 것이 좋다. 또한 남은 채소를 현미밥 위에 얹고 간장 베이스 드레싱을 뿌리면 건강하고 간편한 채소 덮밥이 되는데, 다양한 드레싱 레시피는 채소 요리에 또 다른 즐거움을 더한다.

에어프라이어를 활용해서 여러 요리를 할 수 있다

에어프라이어를 활용한 채소 요리 중에는 이탈리아식 달걀 요리인 프리타타frittata가 있다. 오믈렛은 채소를 잘게 썰어 달걀 안에 넣고 프라이팬에서 빠르게 익혀 한 사람이 먹는 1인용 요리인 반면, 프리타타는 다양한 채소를 달걀과 섞어 에어프라이어나 오븐에서 천천히 익힌 뒤 여러 조각으로 잘라 사람들 과 나눠 먹는 요리이다.

프리타타에 들어가는 채소의 종류는 매우 다양한데, 가장 많이 사용되는 재료로는 시금치, 양파, 버섯, 빙울도마토니 토마토, 피망 또는 파프리카 등이 있다.

프리타타와 비슷한 요리로는 프랑스식 파이 요리인 키시quiche가 있다. 키시는 반죽한 타르트 껍질(파이지)에 채소, 달걀, 크림, 치즈 등을 채워 에어프라이어나 오븐에서 구워 만든다. 속재료를 넣기 전에 파이지를 먼저 구워야 눅눅해지지 않고 바삭하게 된다.

프리타타에 사용되는 대부분의 재료는 키시에도 활용할 수 있으며, 냉장고에 남은 채소나 샐러드, 나물 반찬 등을 넣어 알뜰하게 식재료를 활용하기에도 좋다. 프리타타보다 칼로리는 높지만, 바삭한 파이 껍질 덕분에 빵을 좋아하는 사람들에게 인기가 있다.

캐서롤casserole은 채소, 곡물, 고기, 파스타 등 다양한 재료를 한 그릇에 담아 에어프라이어나 오븐에 구워 완성하는 요리이다. 캐서롤은 프랑스어로 '깊은 냄비'를 뜻하는 말에서 유래했다. 한 그릇에 여러 식재료를 함께 넣고 익히는 방식이라 조리와 식사가 간편하다.

파스타나 밥 대신 귀리, 퀴노아 같은 통곡물과 으깬 두부, 병아리콩, 브로콜리, 당근, 양파, 버섯류, 고구마 등 다양한 채소를 활용하면 건강한 채소 해독식으로 즐길 수 있다. 여기에 말린 허브 믹스를 더하면 맛과 향이 한층 살아난다.

또한 다양한 채소에 부침가루, 달걀물, 빵가루를 입혀 에어프라이어에 구우면 튀기지 않고도 바삭한 식감을 즐길 수 있다. 가지, 양파, 버섯, 단호박, 브로콜리, 콜리플라워, 고추 등 여러 채소를 활용할 수 있는데, 오일 스프레이를 사용하면 적은 양으로도 채소 표면에 고르게 오일을 묻힐 수 있다.

에어프라이어 조리는 보통 180℃에서 10~15분 정도가 적당하며, 채소 두께나 수분 함량에 따라 온도와 시간을 조절하고, 중간에 한 번 뒤집어주면 채소가 더 고르게 익는다.

에어프라이어는 채소를 손쉽게 조리할 수 있을 뿐만 아니라 채소 해독식을 꾸준히 이어가기 위한 든든한 도구이다. 불을 직접 사용하지 않아 안전하며, 아이들과 함께 채소를 조리하는 가족 활동에도 적합하다.

최근에는 에어프라이어 전용 요리책과 레시피 자료가 풍부하게 출간되어 있으므로 이를 참고하면 새로운 채소 조리법을 쉽게 접하고 식단을 다양하게 구성할 수 있다. 또한 남은 채소를 간단히 구워 샐러드 토핑이나 건강 간식으로 활용하면 음식물 쓰레기를 줄이고, 알뜰한 식생활을 실천할 수 있다.

doctor's advice

✓ 기름 사용을 줄이는 조리법은 식습관의 질을 높인다.

✓ 에어프라이어는 이를 가장 손쉽게 실천하게 해주는 도구이다.

다양한 채소 간식

건강한 간식에 대해 고민하기 시작한 건 오래전에 책『과자, 내 아이를 해치는 달콤한 유혹』(안병수 지음, 국일미디어)을 읽고 나서였다. 막연히 '건강에는 안 좋겠지'라고 생각했던 과자가 온갖 첨가물과 트랜스 지방 덩어리라는 것을 알고 적잖은 충격을 받았다.

가끔 식사 사이에 입이 심심하거나 허기가 확 밀려오면 짭짤한 과자 한 봉지나 빵, 초콜릿이 먼저 떠오르지만, 채소를 즐기게 된 후에는 간식으로 채소를 선택한다. 파프리카 슬라이스, 오이 스틱, 고구마칩 같은 간단한 채소 간식은 맛있는 것은 물론이고 의외로 포만감도 높다. 무엇보다 몸에 좋지 않은데 괜히 먹었다는 죄책감을 느끼지 않아도 되기에 좋다.

어릴 적 겨울 방학마다 찾던 외갓집 창가에는 늘 삶은 고구마가 잘라져 말라가고 있었다. 쫄깃하고 달콤한 맛의 고구마 간식을 참 좋아했는데, 외할머니가 돌아가시고 몇십 년이 흐른 후 우연히 고구마말랭이를 슈퍼에서 보게 되었다. 보자마자 "단단한 고구마말랭이는 이 상하니까 물렁한 거 먹어라." 하고 말씀하셨던 외할머니가 떠올랐다.

옛날에는 고구마뿐만 아니라 단호박도 쪄서 말린 후 간식으로 먹었으며, 채 썬 무를 말린 뒤 참기름이나 조청에 버무려 먹기도 했다. 도라지나 연근은 꿀이나 조청에 재운 뒤 말려 정과로 만들어 귀한 간식으로 여겨졌다. 생강이나 마늘은 얇게 썰어 말린 절편 형태로 만들어 겨울철 감기 예방제 겸 간식으로 활용되었다.

얼마 전 당일치기 단체 버스 여행을 갔을 때, 앞 좌석 아주머니가 꺼내시는 가방 속 물건들에 놀란 적이 있다. 동행한 친구에게 권하는 멀미약과 비닐봉지, 허브 오일, 이어폰, 각종 간식까지 끝도 없이 나오는 모습은 마치 만화 속 도라에몽의 요술 주머니 같았는데, 그 중에서도 가장 눈길을 끈 것은 아삭아삭한 채소 스틱이었다. 오이,

당근, 파프리카, 셀러리, 콜라비, 순무처럼 단단한 질감의 채소를 길쭉하게 썰거나, 방울토마토, 미니 오이, 미니 당근처럼 별도의 손질이 필요 없는 채소들은 한입에 먹기 좋은 간식으로 제격이다.

채소 스틱의 가장 큰 장점은 간단히 준비할 수 있고 휴대성이 뛰어나다는 것이다. 채소를 깨끗이 씻은 뒤 썰기만 하면 되는데, 채소 스틱은 집뿐만 아니라 야외 활동이나 차량 이동 중에도 유용하다.

특히 차 안에서 장시간 머물러야 할 때, 과자나 빵 등 고당분 간식은 식후 움직임이 거의 없는 상황에서 혈당이 급격히 오르기 쉽다. 반면 채소 스틱은 혈당 지수가 낮고 식이 섬유가 풍부해 혈당 스파이크가 거의 발생하지 않으며, 다양한 비타민과 미네랄을 섭취할 수 있고, 아삭한 식감으로 씹는 만족감도 준다.

채소를 잘 먹지 않는 사람이라도 디핑 소스를 곁들인 채소 스틱은 부담 없이 즐길 수 있다. 아이들이 어릴 때부터 채소 스틱을 간식처럼 접하게 하면 채소에 대한 거부감을 줄이고 자연스럽게 건강한 식습관을 형성하는 데 도움이 된다.

또한 채소를 얇게 썰어 에어프라이어나 오븐에서 구우면 바삭한 채소칩이 되는데, 고구마, 감자, 비트, 연근, 단호박 등 다양한 채소로 만들 수 있다. 특히 단맛이 두드러지는 고구마와 단호박으로 만든 칩은 채소를 즐기지 않는 사람도 쉽게 받아들일 수 있는 간식이 된다. 연근, 당근, 감자, 고구마 등으로 만든 채소칩 제품이 다양하게 판매되므로 가정에서 직접 만드는 것과 함께 간편하게 활용할 수 있다.

간식으로 채소를 적극 활용하자

채소는 다양한 형태로 간식으로 즐길 수 있다. 채소 퓌레 스틱은 익힌 채소를 곱게 갈아 만든 퓌레를 스틱형 파우치에 담아 간편하게 짜 먹을 수 있는 간식이다. 퓌레는 영양이 풍부하고 소화가 잘되는 간식으로, 이유식뿐만 아니라 성인을 위한 건강 간식이나 해독식으로도 활용된다. 한 가지 채소만으로 만든 퓌레도 있고, 여러 채소를 조합한 퓌레도 있는데, 당근, 단호박, 브로콜리, 감자, 시금치 등이 자주 사용된다.

채소 퓌레는 진하고 걸쭉한 질감으로 채소 수프, 파스타 소스, 죽, 베이킹 반죽, 디핑 소스 등 다양한 요리의 베이스로 활용할 수 있으며, 양이 충분한 경우 간단한 한 끼로도 먹을 수 있다.

채소는 그 자체로도 훌륭한 간식이 될 수 있지만, 기존 간식에 채소를 풍부하게 추가해 즐길 수도 있다. 당근, 애호박, 버섯, 양파 등 다양한 채소를 넣은 궁중 떡볶이는 아이들이 채소에 친숙해지도록 돕는 간식이 될 수 있다. 달걀물에 다진 당근, 양배추, 시금치 등을 넣어 부친 후 통밀식빵에 끼워 길거리 토스트처럼 만들 수도 있다. 베이킹을 즐긴다면 당근, 시금치, 양파 등으로 채소 크래커를 만들거나 당근, 단호박, 고구마 등을 활용한 머핀을 구울 수도 있다.

채소 스프링롤도 훌륭한 채소 간식이다. 라이스페이퍼를 뜨거운 물에 살짝 적신 뒤 채 썬 당근, 오이, 적양배추, 파프리카, 깻잎 등을 넣고 말아 그대로 먹거나 소스에 찍어 먹으면 된다. 브루스케타 Bruschetta는 이탈리아에서 즐겨 먹는 애피타이저로, 바삭하게 구운 바게트에 마늘을 문지르고 올리브유를 뿌린 뒤 토마토, 바질 등을 올려 먹는다. 요즘에는 채소, 콩류, 아보카도, 버섯 등 다양한 재료를 활용하며, 생채소나 익힌 채소를 한 입 크기의 빵 위에 올려 간식으로 즐길 수 있다.

또한 크레페crêpe나 갈레트Galette에도 다양한 채소를 넣어 간편한 채소 간식으로 즐길 수 있다. 크레페는 프랑스 전통 음식으로, 얇게 부친 밀가루 반죽 위에 다양한 재료를 올려 말아 먹는다. 갈레트는 크레페와 비슷하지만 메밀가루로 만들어 짭짤하며 갈색을 띤다. 두 종류 모두 냉동 제품으로 판매되어 활용이 편리하다. 프라이팬이나 전자레인지에 살짝 데운 뒤 구운 버섯, 볶은 양파, 시금치, 파프리카, 단호박, 고구마, 토마토, 루콜라 등 익힌 채소나 생채소를 넣고 적당히 감싸면 맛있고 든든한 채소 간식이 된다.

소화와 흡수가 잘되는 채소 스무디

채소 스무디의 가장 큰 장점은 준비와 섭취가 간편하다는 점이다. 바쁜 일상 속에서도 손쉽게 채소와 과일의 영양소를 한 번에 섭취할 수 있어 꾸준히 실천하기에 유리하다. 미리 손질한 채소를 물이나 코코넛 워터, 귀리 우유, 아몬드 브리즈 등과 함께 넣고 갈기만 하면 된다.

채소 스무디는 소화와 흡수가 잘되어 아침 공복에도 마실 수 있고, 소화 기관이 약한 사람들에게도 부담이 없다. 영양소 손실이 적고 식이 섬유가 풍부해 장의 연동 운동을 돕고 변비를 예방하므로 장 건강에도 도움이 된다.

다양한 채소가 채소 스무디로 활용될 수 있으며, 재료의 조합도 자유롭다. 가족 구성원의 호불호와 건강 상태에 따라 맞춤형 스무디를 만들 수 있다는 점도 큰 장점이며, 채소는 식이 섬유와 수분이 풍부해 견과류와 함께 곁들이면 포만감도 생긴다.

채소 스무디는 항산화 성분과 파이토케미컬, 비타민, 미네랄이 풍부해 면역력을 높이고 피부 건강에도 좋다. 과일을 많이 넣지 않으면 혈당 급상승을 피할 수 있고, 식감이 부드러워 어린이부터 노인까지 부담 없이 즐길 수 있다.

채소 스무디는 크게 4가지 형태로 나눌 수 있다.

첫째, 신선 채소 스무디fresh vegetable smoothie는 생채소와 과일을 믹서에 넣어 바로 갈아 만드는 스무디이다. 영양소 손실이 적고 가장 신선하지만, 즉시 섭취해야 하고 보관 기간이 짧다.

둘째, 익힌 채소 스무디cooked vegetable smoothie는 삶거나 찐 채소를 갈아서 만든다. 소화와 흡수가 용이해 위장이 약한 사람도 부담 없이 마실 수 있다.

셋째, 냉동 스무디 키트frozen smoothie packs는 채소와 과일을 미리 손질해 얼려 두었다가 필요할 때 믹서에 갈아 마시는 방식이다. 식재료 준비가 간편하고 장기 보관이 가능하다는 장점이 있다.

넷째, 동결건조 분말 스무디freeze-dried powder smoothie는 채소와 과일을 얼린 뒤 진공 상태에서 수분을 제거해 가루로 만든 제품이다. 휴대와 보관이 간편하여 여행 중이나 출근길, 야외 활동 시 활용하기 좋다. 다만 물이나 음료에 타서 마시는 방식이라 식감이나 신선한 풍미는 다소 떨어진다는 단점이 있다.

집에서는 다양한 채소를 활용해 신선 채소 스무디, 익힌 채소 스무디, 냉동 스무디 키트를 만들어 먹을 수 있다. 시간 여유가 있을 때 미리 대용량으로 만들어 나눠 냉동해 두고 매일 꺼내 먹는 방식도 유용하다.

doctor's advice

✓ 미각의 감지 능력은 타고나지만, 맛의 선호는 경험과 습관으로 길들일 수 있다.

✓ 채소 맛에 익숙해지면 다양한 채소를 충분히 만족스러운 간식으로 즐길 수 있다.

허브의 재발견

MBC 예능 프로그램 〈전지적 참견 시점〉에서 이영자 씨가 화단에서 허브를 툭툭 따서 요리하는 모습이 인상적이었다. 텃밭을 가꾸는 사람들은 전통적인 쌈 채소뿐만 아니라 바질, 로즈메리, 루콜라, 딜, 애플 민트 등 다양한 허브도 함께 심는다.

이제는 허브가 낯설지 않은 시대가 되어 바질 페스토를 직접 만들어 파스타에 곁들이거나 로즈메리를 넣은 감자구이를 집에서 해 먹는 사람도 많다. 작은 공간에서도 직접 허브를 기르거나 허브차를 즐기는 사람도 늘고 있다. 허브는 채소 요리의 풍미를 살리고 건강을 더해 주는 중요한 식재료로 점점 자리 잡아가고 있다.

허브는 채소 요리를 더욱 풍부하게 한다

허브의 역사는 매우 오래되었다. 고대부터 허브는 약용 식물로 활용되었는데, 기원전 1500년경 작성된 이집트의 파피루스 문서에도 파슬리, 민트 등의 허브가 기록되어 있다. 의학의 아버지로 불리는 히포크라테스는 음식과 치료에 허브를 적극적으로 사용하였다. 중세 유럽의 수도원에서는 허브 재배와 연구가 이루어졌고, 르네상스 시대에는 허브에 관한 책들이 유럽에서 출간되었으며, 근대에는 동서양의 허브가 서로 교류되었다.

식용 허브는 약 500종 이상으로 알려져 있으나, 일상에서 사용되는 허브는 약 50종 정도이다. 대부분의 허브는 생잎과 건조된 형태 모두 사용되며, 요리와 차, 건강 관리 등 다양한 분야에서 활용된다.

요리에 자주 사용되는 대표적인 허브로는 바질, 로즈메리, 파슬리, 타임, 오레가노, 고수, 민트, 딜, 루콜라, 월계수 잎 등이 있다. 그중 바질과 로즈메리는 향이 좋고 기르기 쉬워, 집에서 화분으로 키우는 사람들이 있을 정도로 인기가 있다.

바질은 품종이 다양하지만 일반적으로 넓은 잎의 스위트 바질이 요리에 많이 쓰이고, 생잎을 샐러드, 파스타, 피자, 리소토 등의 요리

마지막에 올려 향을 더한다.

바질 페스토는 믹서에 바질, 올리브유, 마늘, 견과류, 치즈, 소금을 넣고 곱게 갈아 만든다. 완성된 페스토는 병에 담아 냉장 보관하며, 바질 파스타 소스로 쓰거나 빵에 발라 먹는 등 다양하게 활용된다.

솔잎처럼 생긴 로즈메리는 특유의 향으로 닭고기, 양고기 등을 요리할 때 잡내를 없애는 데 효과적이며, 구운 감자나 채소, 빵, 수프 등에 풍미를 더하는 데도 활용된다. 파슬리는 곱슬한 잎의 컬리 파슬리와 넓고 납작한 이탤리언 파슬리 두 가지 형태가 있다. 컬리 파슬리는 주로 음식 위를 장식하거나 드레싱에 사용되며, 이탤리언 파슬리는 샐러드나 수프 등 요리에 넣어 향을 살린다. 파슬리는 비타민 C가 풍부해 건강 식재료로도 인기가 있다.

타임은 콩 요리, 감자 요리, 스튜, 채소볶음, 버섯 요리, 수프 등에 잘 어울리며, 오래 끓일수록 깊은 향이 우러난다. 작은 잎은 음료나 케이크 장식에도 자주 쓰인다. 오레가노는 주로 말린 잎을 사용하며 토마토소스, 피자, 감자볶음, 구운 채소, 콩 요리, 라자냐, 채소 피자 등에 잘 어울린다. 열에 강해 굽거나 끓이는 요리에도 적합하지만, 향이 강하므로 적당량을 사용하는 것이 좋다.

고수(실란트로)는 특유의 향으로 호불호가 갈리지만, 멕시코 요리인 타코, 살사, 태국 쌀국수, 베트남 음식, 샐러드 등에 자주 활용된다. 민트는 시원한 향으로 샐러드, 쿠스쿠스, 민트 소스 등에 활용되며, 음료와 디저트에도 잘 어울린다. 가는 깃털 모양의 잎인 딜은 생선 요리, 오이 샐러드, 감자 요리, 요거트 소스 등에 활용되며, 북유럽과 러시아 요리에서 많이 쓰인다. 매콤한 향의 루콜라는 샐러드와 피자에 많이 쓰이고, 시소는 일식 회 요리에 자주 곁들여진다. 월계수잎은 잡내를 잡아주어 고기를 삶거나 육수를 끓일 때 많이 활용된다.

허브는 다양한 방식으로 활용이 가능하다

허브는 다양한 형태로 즐길 수 있다. 신선한 생잎을 요리 위에 토핑으로 활용하면 맛과 향이 살아난다. 바질이나 딜 같은 허브는 견과류, 마늘, 올리브유 등과 함께 갈아 페스토로 만들어 샐러드나 파스타 소스로 사용할 수 있다. 국물 요리나 수프에 허브를 넣으면 향긋한 맛을 즐기면서 허브의 항산화 성분도 섭취할 수 있다. 허브 잎을 얼음틀에 넣어 얼리면 음료수나 냉국수 등에 활용할 수 있다. 허브는 샐러드 재료로도 잘 어울리며, 무농약으로 재배된 팬지, 비올라,

장미 등의 식용 꽃을 함께 얹으면 화려한 한 상이 완성된다.

허브 소금, 허브 오일, 허브 식초, 허브 버터는 허브를 간편하면서도 풍부하게 활용할 수 있는 방법으로, 요리에 깊은 맛과 향을 더해 준다. 허브 소금은 구운 채소, 감자 요리, 달걀, 샐러드, 파스타 마무리에 뿌리기 좋으며, 고기나 생선에 문질러 마리네이드용으로 사용해도 좋다. 허브 오일은 샐러드드레싱, 구운 채소나 파스타 마무리, 혹은 빵을 찍어 먹는 오일로 활용할 수 있으며, 감자구이와 브루스케타 위에 뿌리면 특유의 허브 향이 살아난다. 허브 식초는 드레싱, 피클 국물, 샐러드, 냉국, 오이무침, 묵밥 등에 활용하면 새콤하고 향긋한 풍미를 더할 수 있다. 허브 버터는 토스트, 채소 스테이크, 구운 감자, 옥수수, 브로콜리, 수프, 오믈렛, 찐 단호박 위에 한 스푼 올려도 맛있다.

허브는 한식 요리에도 잘 어울린다. 바질은 넓은 잎과 향긋한 향을 지녀서 겉절이 양념에 무쳐 먹어도 좋고, 채소전이나 김치전에 넣어 활용할 수도 있다. 비빔밥이나 두부김치 위에 토핑으로 얹어도 색다른 맛이 난다.

로즈메리는 고기를 구울 때나 감자 간장 조림을 할 때 한 줄기 넣으면 은은한 향이 배어든다. 감자채전 위에 로즈메리 가루를 뿌리면 풍미가 깊어지고, 볶음밥이나 각종 볶음 요리를 할 때 로즈메리 오일을 사용해도 좋다. 닭곰탕이나 백숙을 끓일 때도 로즈메리를 넣으면 국물에 향긋함이 더해진다.

로즈메리를 요리에 사용하는 것이 익숙하지 않다면 처음에는 조금씩 사용해 보고 취향껏 양을 늘려가는 것도 방법이다.

파슬리는 달걀말이와 스크램블드에그를 만들 때 다져 넣으면 맛과 향이 승가하고 색감이 선명해진다. 다진 파슬리를 감자샐러드에 넣으면 맛이 산뜻해진다. 민트잎은 물김치, 오이냉국, 묵밥 등에 넣으면 시원한 향이 더해지고, 오이채, 당근채, 양배추 절임, 오이 미역채 무침 등에 넣으면 색다른 맛을 낼 수 있다.

딜은 연어 덮밥, 훈제 연어, 구이 요리에 곁들이면 풍미를 높여 준다. 특히 마요네즈나 씨 머스터드에 꿀과 식초를 섞어 만든 소스와 잘 어울려 연어 요리의 드레싱으로 활용하기 좋다.

오이나 무 피클을 만들 때 딜을 함께 절이면 은은한 향이 더해지고, 초록빛 잎이 어우러져 시각적으로도 아름답다. 된장국이나 된장찌개에 타임을 소량 넣으면 색다른 향을 즐길 수 있다.

허브는 디톡스 워터나 차로도 즐길 수 있는 해독식 재료다

디톡스 워터detox water는 차가운 물에 허브, 채소, 과일 등을 넣어 향과 맛을 우려낸 상쾌한 음료로, 수분 보충과 가벼운 해독 효과를 기대할 수 있다. 물보다 맛있고 주스보다 건강하여 전 세계적으로 인기를 끌고 있다. 만들기도 간단하며 설탕이나 인공 첨가물이 없고, 향긋한 향으로 식욕 억제 효과도 있다.

반면 허브차는 보통 뜨거운 물에 허브를 우려 마시는 음료로, 허브의 유효 성분이 잘 녹아 건강 효과를 기대할 수 있으며, 허브 종류에 따라 다양한 향과 맛을 즐길 수 있다.

디톡스 워터는 전 세계적으로 인기를 끌고 있다. 웰빙 열풍과 함께 헐리우드 배우들이 민트, 레몬, 오이 등을 넣은 디톡스 워터를 소개하면서 널리 알려졌다.

미국에서는 사무실, 헬스장, 요가 센터 등에서 레몬 민트 워터가 흔히 비치되어 있다. 프랑스에서는 병에 허브와 과일을 담아 하루 종일 마시는 문화가 있으며, 건강과 미용을 위한 음료로 여겨진다.

일본의 온천 지역이나 힐링 스파에서도 디톡스 워터가 제공되며, 병에 담긴 상품으로도 판매된다. 한국에서도 일부 요가 스튜디오나

피트니스 센터 등에서 레몬수, 오이수, 자몽수 등이 제공된다. 디톡스 워터는 집에서도 손쉽게 만들어 마실 수 있어 편리하다.

허브차는 계절과 기호에 따라 따뜻하게 차로 마시거나, 시원한 아이스티로 즐길 수 있다. 허브의 다양한 파이토케미컬과 항산화물질을 우려내어 마실 수 있다. 예를 들어 로즈메리에는 항염·항암 효과가 있는 카르노솔이, 민트에는 소화 촉진 효과가 있는 멘톨이, 히비스커스에는 항산화 효과가 있는 안토시아닌이 풍부하다.

허브차는 허브의 향과 효능에 따라 다양한 상황에 맞게 선택할 수 있다. 캐머마일은 긴장 완화에 효과가 있어 자기 전에 마시기 좋고, 페퍼민트는 식후에 상쾌함을 주며 소화를 돕는다. 로즈메리는 피로 해소에 도움을 주고, 레몬그라스는 레몬의 은은한 향과 함께 속을 편안하게 해준다.

히비스커스는 붉은 색감과 상큼한 신맛이 특징으로, 여름철 아이스 허브티로 인기가 있다. 은은한 꽃향기의 라벤더는 긴장을 완화하며, 루이보스는 부드러운 맛으로 아이와 함께 마시기 좋다. 로즈힙은 새콤달콤한 과일 향이 나며 감기 예방에 도움을 주고, 레몬밤은 피로할 때 마시면 기분이 안정되고 집중력 향상에도 도움을 준다.

허브차는 하나의 허브로 간단하게 마실 수도 있고, 어울리는 여러 허브를 조합해 즐길 수도 있다.

　허브 활용에 익숙해지려면 먼저 음식에서 허브가 쓰이는 모습을 유심히 살펴보는 것이 좋다. 파스타 위에 올려진 바질, 스테이크 옆의 로즈메리, 샐러드 속 고수, 민트와 슬라이스 레몬을 넣은 워터처럼 허브 조합을 기억해 두었다가 요리할 때 참고하면 원하는 풍미를 쉽게 구현할 수 있다. 예를 들어 레스토랑에서 먹었던 로즈메리 향이 나는 구운 감자를 집에서 오븐이나 에어프라이어로 재현하거나, 베트남 쌀국수에서 맛본 고수를 쌈 채소에 곁들이면 비슷한 향을 낼 수 있다. 온라인으로 허브를 주문할 때 다른 사람들의 활용 후기를 꼼꼼히 읽는 것도 도움이 된다.

doctor's advice

✓ 허브를 기르는 일은 보는 즐거움과 먹는 즐거움을 동시에 키우는 경험이다.

✓ 허브를 차로 마시고 요리에 더하는 순간, 일상은 훨씬 풍성해진다.

3장

채소 해독식이 내 몸을 어떻게 바꿀까

채소 해독식은 심혈관 질환을 예방한다

대학병원 내과 교수인 지인이 "생각보다 40대를 넘기기가 쉽지 않다."라고 말한 적이 있다. 이 말은 의외로 40대 사망률이 높다는 뜻이었는데, 이를 방증하듯 주변에도 40대에 심근경색으로 사망한 지인이 몇몇 있다. 직장에서 출근하지 않았다는 연락을 받고 전화도 닿지 않아 가족이 급히 집을 찾았는데 사망한 채로 발견된 안타까운 일도 있었다.

한국 통계청 자료에 따르면 40대부터 사망률이 20~30대보다 뚜렷하게 높아지며, 주요 사망 원인도 암, 심혈관 질환, 뇌혈관 질환 등으로 다양해지고, 만성 질환이 본격적으로 나타나기 시작한다.

채소 해독식은 혈중 지질 균형을 개선한다

심혈관 질환은 어느 날 갑자기 찾아오는 돌발 사고처럼 보이지만, 사실 작은 수치 변화가 수년간 누적되며 나타나는 결과다. 젊을 때는 대수롭지 않게 넘겼던 생활 습관이 40대 이후부터는 바로 혈관 건강의 적신호로 드러난다.

심혈관 질환으로 인한 사망이 높은 이유는 여러 가지인데, 고혈압, 동맥경화, 협심증 등은 무증상 기간이 길고, 심장마비 등의 첫 증상이 곧 사망으로 이어질 수 있기 때문이다. 또한 고염식, 고지방 식습관과 스트레스, 운동 부족, 흡연, 음주 등의 생활 습관은 심혈관 질환 위험을 높인다.

심혈관 건강을 이야기할 때 자주 언급되는 것이 콜레스테롤과 중성 지방이다. 건강검진 때 늘 체크되는 항목인데, 심혈관 질환이 혈관 상태와 밀접히 연관되어 있기 때문에 주의를 기울이게 된다.

음식으로 섭취하거나 간에서 합성되는 콜레스테롤은 혈액 속에서 LDL^{Low-Density Lipoprotein}(저밀도 지단백)과 HDL^{High-Density Lipoprotein}(고밀도 지단백) 같은 지단백에 의해 운반된다. 이 중 LDL은 흔히 '나쁜 콜레스테롤', HDL은 '좋은 콜레스테롤'이라고 부른다.

그 이유는 LDL이 혈관 벽에 쌓여 동맥경화를 유발할 수 있고, HDL
은 혈관에 쌓인 콜레스테롤을 간으로 운반해 배출시키기 때문이다.
따라서 LDL이 높고 HDL이 낮으면 협심증과 심근경색 위험이 증가
한다.

중성 지방은 정제 탄수화물, 술, 비만 등으로 쉽게 증가한다. 특히
정제 탄수화물을 과다 섭취하면 혈당이 급격히 올라가고, 이를 조절
하기 위해 분비된 인슐린은 간에서 중성 지방 합성을 촉진한다.

합성된 중성 지방이 간에서 처리되지 못하면 간세포 안에 축적되
어 지방간이 된다. 간 무게의 5% 이상이 지방으로 차면 지방간으로
진단하며, 이는 단순한 간 질환을 넘어 당뇨병과 심혈관 질환 같은
전신 질환 위험을 높이는 '몸의 경고등'이다.

또한 중성 지방은 복부 비만의 주범인 내장 지방과 강하게 연관되
어 인슐린 저항성을 높이고, 결국 대사 증후군, 지방간, 심혈관 질환
위험을 증가시킨다.

채소는 혈액 속 기름기(콜레스테롤과 중성 지방)를 조절하는 데
큰 도움을 준다. 채소의 식이 섬유는 콜레스테롤 흡수를 막고, 파이
토케미컬은 나쁜 콜레스테롤LDL이 산화되어 혈관 벽에 달라붙는 것

을 예방한다. 또한 채소가 주는 포만감은 체중 조절로 이어져 지질 수치 개선에 기여한다.

채소 성분은 간 해독과 지방 대사를 돕고, 혈압·혈당 조절, 항산화, 혈관 염증 억제 등 여러 효과를 동시에 발휘해 대사 증후군과 심혈관 질환 위험을 낮춘다. 결국 채소 해독식은 단순한 다이어트가 아니라 젊을 때부터 심장과 혈관을 지키는 가장 현실적인 생활 처방이라 할 수 있다.

채소 해독식은 인슐린 저항성을 개선하고 혈관 염증을 줄인다

나이가 들수록 숫자에 민감해진다. 20~30대에는 대수롭지 않게 넘겼던 건강검진 결과의 수치들이 이제는 눈에 들어오고, 해마다 바뀌는 나이도 크게 다가온다.

몇 년 전 건강검진 병원에 갔다가 연령대별 분위기가 매우 달라서 인상적이었던 적이 있다. 20~30대 젊은 층은 대체로 가볍게 검진을 마치며 '술 좀 줄여야겠다.'거나 '운동을 좀 해야겠네.'라는 이야기를 한다. 반면 40대부터는 분위기가 달라진다. 체중계 앞에서 괜히 한숨을 쉬거나, 혈압을 재고 난 뒤 숫자를 확인하는 눈빛이 날카롭다. 50~60대는 이미 고혈압약이나 고지혈증약을 복용 중인 경우가 많고, '이번에는 수치가 괜찮을까?' 하는 긴장감이 표정에 은근히 드러난다.

건강검진에서 대사 증후군 진단을 받으면 당황스럽기 마련이다. 대사 증후군은 복부 비만, 고혈압, 고혈당, 중성 지방 증가, HDL 콜레스테롤 감소 중 5가지 중 3가지 이상이면 진단된다. 놀랍게도 한국 성인 4명 중 1명이 대사 증후군에 해당하며, 65세 이상에서는 절반 가까이로 증가한다. 심혈관 질환과 당뇨병 위험을 높이는 대사 증후군의 근본 원인은 인슐린 저항성으로, 이는 세포가 인슐린에 제대로 반응하지 않는 상태를 말한다.

인슐린은 혈액 속 포도당을 세포로 옮겨 에너지로 활용하게 하는 호르몬인데, 인슐린 저항성이 생기면 혈당 조절이 어려워지고 다양한 대사 이상이 뒤따른다. 특히 비만으로 인한 지방간은 인슐린 저항성을 더욱 악화시켜 대사 증후군 발생의 중요한 원인이 된다.

비만으로 인슐린 저항성이 생기면 지방 분해 효소는 억제되고, 지방 합성 효소는 활성화되어 체지방이 쉽게 쌓이는 '슬픈 몸'이 된다. 그 결과 혈당은 오르고, 중성 지방도 많아지며, 몸에 좋은 HDL 콜레스테롤은 줄어든다.

여기에 기름을 붓는 것이 음식인데, 동물성 식품에 많은 포화지방, 과자·빵·튀긴 음식·가공식품 속 트랜스지방은 혈관에 염증을 일으켜 혈관을 딱딱하고 좁게 만든다. 트랜스지방은 나쁜 콜레스테롤LDL을 늘리고 좋은 콜레스테롤HDL을 줄여 심장병 위험을 크게 높인다. 햄·베이컨·소시지 같은 가공육도 포화지방과 소금이 많아 혈압을 올리고 혈관 건강을 해친다. 즉, 비만과 잘못된 식습관은 서로 맞물려 혈관과 대사 건강을 해치며, 심혈관 질환의 불씨를 키운다.

채소에는 동물성 식품과 가공식품에는 없는 항산화 물질과 항염증 작용을 하는 성분이 풍부하다. 채소의 파이토케미컬은 강력한 항산화제로, 활성 산소로 인한 염증을 줄이는 역할을 한다. 특히 십자화과 채소의 설포라판은 강력한 항염증 효과를 지닌다. 또한 채소의 식이 섬유는 혈당 상승으로 유발되는 염증 반응을 억제하고, 장내 유익균을 증가시켜 염증 반응을 감소시킨다.

채소에 풍부한 칼륨, 마그네슘, 질산염은 혈관을 이완시키고 혈류를 원활하게 하여 혈압을 낮추는 데 도움을 준다. 더 나아가 혈관 내피세포의 손상을 막아 염증 반응을 줄임으로써, 결과적으로 심혈관 건강을 지켜준다.

채소 해독식은 심혈관 건강을 지킨다

수술 전 마취를 준비할 때는 환자의 혈압, 맥박, 심전도를 매우 민감하게 관찰한다. 외견상 평범한 중년 환자라도 자세히 보면 고혈압약, 고지혈증 약을 복용 중이거나 당뇨가 함께 있는 경우가 많다. 심장과 혈관 상태는 마취 시 반드시 고려해야 하는 중요한 사항인데, 특히 고혈압이나 당뇨가 있는 환자는 작은 자극에도 혈압이 요동치는 경우가 많다. 게다가 비만 환자는 모든 연령대에서 급격히 늘고 있으며, 젊은 나이에도 고혈압이 발생하는 사례가 적지 않다.

결국 수술실 밖에서의 생활 습관과 식사가 수술실 안의 컨디션을 좌우한다는 점을 체감하게 된다.

미국 병리학자 윌리엄 F. 이노스 등은 한국전쟁 중 전사한 젊은 병사들의 관상동맥을 부검한 결과, 평균 연령 22.1세임에도 상당수에서 관상동맥경화증이 발견되었다. 나이가 들어서 생긴다고 생각했던 관상동맥경화증이 20대에서도 이미 진행되고 있었다는 사실은, 이른 시기부터 심혈관 관리가 얼마나 중요한지를 보여준다.

지금처럼 짜고 달며 기름진 음식을 많이 섭취하는 시대에는 더욱 경각심을 가져야 한다.

핀란드의 북 카렐리아 프로젝트North Karelia Project는 심혈관 질환 감소에 성공한 사례로 세계적으로 주목받는다. 1970년대 핀란드 국민은 동물성 식품과 짠 음식을 즐기며 남성 심혈관 사망률이 매우 높았다. 정부는 채소 위주의 식습관, 금연, 운동 등 생활 습관 교육을 통해 전면적으로 대응했고, 그 결과 심장 질환 사망률이 급감했다.

미국 외과의사 콜드웰 에셀스틴Caldwell Esselstyn은 그의 저서 『지방이 범인』(사이몬북스)에서 식물성 식단이 관상동맥 질환 예방과 개선에 효과적임을 임상적으로 입증했다. 그는 식단에서 동물성 식품, 가공식품, 기름을 모두 제외했다. 기름은 동맥 내피세포에 손상을 줄 수 있기 때문이다.

심장발작을 경험한 18명의 관상동맥 환자에게 12년간 식단을 적용한 결과, 식단을 충실히 실천한 환자들은 심장발작 없이 관상동맥 상태가 현저히 개선되었다. 채소, 과일, 통곡물, 콩류 중심의 저지방 식물성 식단이 유익함을 입증한 사례다. 미국 전 대통령 빌 클린턴도 이 식단을 통해 심혈관 건강을 크게 개선했다.

미국 의사 딘 오니시 박사는 만성 질환 예방과 치료의 핵심이 생활 습관임을 강조하며, '오니시 프로그램The Ornish Program'을 개발했다. 오니시 프로그램의 4대 요소는 식단, 운동, 스트레스 관리, 사회적 연결이며, 핵심은 식단이다.

가공되지 않은 자연 식물식, 저지방 채식이 추천되며, 유산소 운동, 심호흡, 명상, 요가 등 스트레스 관리, 가족·친구·공동체와의 사회적 연결도 심장 질환 예방에 도움을 준다. 이 프로그램의 효과는 미국 FDA에서도 인정받았다.

doctor's advice

✓ 갑자기 진단받은 것 같지만 사실 만성 질환은 그간의 생활 습관 성적표와 같다.

✓ 채소는 심혈관 질환을 예방하는 훌륭한 식재료로 꾸준히 섭취하는 게 중요하다.

채소 해독식은 뇌혈관 질환을 예방한다

얼마 전 친구한테서 이런 이야기를 들었다. 어머니께서 말씀하시려던 순간 갑자기 말이 나오지 않고 어색하게 웃는 모습이 보여 이상함을 느끼고 즉시 응급실로 모셨고, 검사 결과 일과성 허혈 발작 Transient Ischemic Attack, TIA 진단을 받았다는 것이다.

일과성 허혈 발작은 뇌졸중과 달리 증상이 일시적이고 후유증이 남지 않지만, 뇌졸중의 경고 신호로 여겨진다. 실제 사례로, 유튜버 선우용녀 씨도 의학 프로그램 녹화 중 말이 어눌해지는 증상을 겪었으나 다행히 바로 병원을 찾아 TIA 진단 및 예방 치료를 받을 수 있었다.

채소 해독식은 뇌경색을 예방한다

30회 이상의 풀코스 마라톤을 달린 재활의학과 의사가 쓴『길 위의 뇌』(정세희 지음, 한스미디어)에는 뇌졸중이 얼마나 무서운 병인지 느낄 수 있는 구절이 있다.

"뇌졸중을 일으킨 문제의 혈관은 또 터지거나 막힌다. 그리고 뇌졸중이 거듭될수록 기능은 기하급수적으로 약화된다. 첫 뇌졸중 후에는 멀쩡히 걸었던 사람도 두 번째 뇌졸중 후에는 휠체어를 탄다. 세 번째 뇌졸중 후에는 자신은 누구고 여기는 어디인지 알아보지 못하고, 말도 못하는 신세가 되고 만다."

뇌졸중은 크게 뇌경색과 뇌출혈로 나뉘는데, 뇌혈관이 막히면 뇌경색, 터지면 뇌출혈이다. 2022년 건강보험심사평가원의 자료에 의하면 한국의 뇌졸중 환자 수는 약 63만 명이며, 뇌졸중 환자의 약 80%가 뇌경색, 16%가 뇌출혈 환자이다. 뇌졸중은 생명을 위협하는 질환이라 회복하더라도 삶의 질과 자립에 큰 영향을 미친다.

뇌경색은 원인에 따라 세 가지로 나뉜다. 혈전성 뇌경색은 동맥경화로 혈관이 좁아지고 그 안에 혈전thrombus이 생겨 막히는 경우이고, 색전성 뇌경색은 심방세동 같은 심장 질환에서 떨어져 나온 혈전이 뇌혈관을 막는 경우다. 열공성 뇌경색은 고혈압 등으로 작은 뇌혈관이 막히면서 생긴다.

뇌경색은 발병 후 3~4시간 이내의 골든타임이 매우 중요하며, 어떤 증상이 일어나는지는 FAST 원칙으로 기억하면 도움이 된다. 즉, 얼굴(Face)이 한쪽으로 처지거나 팔(Arm)에 힘이 빠지고 말(Speech)이 어눌해지면 시간(Time)을 지체하지 말고 곧바로 병원을 찾아야 한다.

고혈압과 당뇨는 쌍둥이처럼 붙어 다니며 다른 만성 질환이 발생하기 쉬운 환경을 만드는데, 뇌경색도 예외가 아니다. 고혈압으로 인해 혈관이 높은 압력을 지속적으로 받으면 혈관 벽이 손상되고, 손상된 부위에 콜레스테롤과 지방 찌꺼기가 쌓이며 죽상 경화증이 진행된다. 그리고 당뇨가 있으면 고혈당으로 혈관 내피세포가 손상되고 염증과 혈전의 생성 위험이 높아진다. 여기에 고지혈증까지 동반되면 죽상 경화증이 빠르게 진행되고, 죽상 경화증이 심한 혈관에서 떨어진 혈전이 뇌혈관을 막으면 뇌경색이 발생한다. 따라서 고혈압과 당뇨를 철저히 관리하는 것이 뇌경색 예방의 핵심이다.

채소의 칼륨은 체내 나트륨을 배출해 혈압을 낮추는 데 도움이 되며, 채소의 식이 섬유는 혈당을 천천히 올리고 인슐린 저항성을 개선한다. 채소의 마그네슘은 인슐린 감수성을 높여 세포가 혈당을 조절하는 인슐린에 더 잘 반응하게 한다. 또한 채소의 알리신과 케르세틴 성분은 혈전이 생기는 것을 억제하고, 일부 채소에 들어 있는 오메가-3 지방산은 혈액 점도를 낮추어 혈액 흐름을 원활하게 한다. 채소의 항산화 성분은 산화 스트레스로부터 혈관을 보호하고 염증을 억제한다.

채소 해독식은 뇌출혈의 위험을 낮춘다

15년 넘게 동네의 1인 미용실을 다니고 있는데, 어느 날부터인가 원장님이 보이지 않고 원장님 친구가 대신 미용실을 운영하고 있었다. 1년 넘게 보이지 않던 원장님이 미용실에 다시 왔을 때는 예전의 활기차고 쾌활하던 모습은 완전히 사라진 채, 무표정하고 말수도 줄었으며 손놀림도 느려져 매우 낯설게 느껴졌다.

나중에 알고 보니 미용실에서 뇌출혈로 쓰러져 의식을 잃고 119로 응급실에 이송되어 수술을 받으셨다는 것이다. 다행히 지금은 회복해 예전의 모습을 찾으셨지만, 이 사례는 일상에서 당연하게 여기는 건강과 평범한 순간이 얼마나 소중한지를 보여준다.

뇌는 신체의 모든 기능을 조절하는 중심 역할을 하는데, 생명 유지에 필요한 심장 박동, 호흡, 혈압, 체온 등도 조절한다. 이렇게 중요하기 때문에 뇌는 단단한 두개골로 보호되며, 뇌막이라고 부르는 3개의 막(경막, 지주막, 연막)과 뇌 조직으로 이루어져 있다.

뇌출혈은 출혈 위치에 따라 경막외 출혈, 경막하 출혈, 지주막하 출혈, 뇌내 출혈, 뇌실내 출혈 등으로 나뉘며, 출혈 위치에 따라 증상도 다르고 치료 방법도 달라진다. 뇌출혈은 심각한 장애나 생명 위협을 초래할 수 있는 질환이다.

뇌출혈은 다양한 원인에 의해 발생하는데, 주요 원인으로 고혈압, 외상(머리 충격), 뇌동맥류 파열, 혈관 기형, 항응고제 사용, 종양 등이 있다. 고혈압성 뇌출혈은 오랫동안 압력을 받은 뇌의 작은 혈관이 터지면서 생기며, 외상성 뇌출혈은 교통사고나 낙상, 격렬한 스포츠 등의 강한 외부 충격으로 뇌혈관이 손상되어 발생한다. 고혈압성 뇌출혈과 외상성 뇌출혈이 전체 뇌출혈의 가장 흔한 원인이며, 두 가지 모두 응급 질환으로 빠른 진단과 치료가 필요하다.

뇌출혈 예방과 관리에서 가장 중요한 것은 혈압 조절이다. 혈압이 높으면 혈관에 가해지는 압력이 증가해 혈관이 터질 위험이 커지기 때문이다. 채소에는 혈압을 안정적으로 유지하고 혈관 건강을 지키는 데 도움이 되는 다양한 성분이 들어 있다. 특히 채소 속 질산염 NO_3은 체내에서 산화질소NO로 바뀌어 혈관을 확장시키고 혈압을 낮추는 역할을 한다. 또한 채소에 풍부한 미량 영양소와 파이토케미컬은 혈관벽을 튼튼하게 하고 활성 산소를 제거하여 노화와 손상을 방지하며, 염증을 줄여 혈관을 보호한다.

뇌출혈은 주로 만성 질환을 오래 앓은 60대 이상에서 발생하지만, 생활 습관의 악화로 젊은 층에서도 점차 증가하고 있다. 결국 짜고 기름진 음식, 과도한 음주와 흡연을 피하고 채소 위주의 건강한 식습관과 생활 습관을 유지하는 것이 뇌출혈을 예방하는 데 도움이 된다.

채소 해독식은 치매를 예방한다

네덜란드 '호그벡 마을 Hogeweyk'은 세계 최초의 치매 전용 마을로 2008년에 문을 열었다. 레스토랑, 슈퍼마켓, 극장, 거리 등 실제 마을처럼 설계된 이곳에서 환자들은 23가구의 생활 단지에서 7명 단위로 가정집 형태로 살며, 요리, 쇼핑, 산책 등 일상적인 활동을 한다. 주민으로 가장한 의료진과 돌봄 인력은 치매 환자들이 자율성을 유지하며 생활할 수 있도록 돕는다.

연구 결과, 호그벡 주민들은 약물 사용량이 줄고 삶의 만족도가 높아졌으며, 가족들의 불안도 크게 완화되었다.

세계적으로는 3초마다 1명씩 새로운 치매 환자가 발생하고 있으며, 우리나라의 경우 65세 이상 노인 9명 중 1명이 치매 환자다. 특히 80대 중반에서는 환자가 전체의 약 40%를 차지할 정도로 발병률이 급격히 증가한다.

치매는 뇌세포가 손상되어 기억력과 사고력 같은 인지 기능이 점차 줄어드는 질환이며, 원인에 따라 여러 유형으로 나뉜다. 가장 흔한 원인은 베타 아밀로이드 단백질이 뇌에 쌓여 발생하는 알츠하이머병으로 전체 치매의 60~70%를 차지한다. 이 밖에도 뇌졸중이나 뇌혈관 손상으로 생기는 혈관성 치매, 루이소체 단백질 축적에 의한 루이소체 치매, 전두엽·측두엽 손상에 의한 전두측두엽 치매, 과음으로 발생하는 알코올성 치매 등이 있다.

치매는 진행 단계에 따라 초기(경도), 중기(중등도), 말기(중증)

로 구분되며, 말기에는 식사, 씻기, 배변 같은 기본적인 생활조차 스스로 수행하기 어렵다.

알츠하이머병은 1906년 독일의 정신과 의사 알로이스 알츠하이머가 처음 보고하면서 알려졌다. 그는 기억과 언어를 잃어가던 한 여성 환자의 사망 후 부검을 통해 뇌 속에서 정체불명의 단백질 침착과 신경 세포 손상을 발견했다. 이후 그의 이름을 딴 알츠하이머병은 오늘날까지 전 세계 의학계의 가장 큰 과제로 남아 있다.

뇌는 우리 몸 에너지의 약 20%를 소비하는 기관으로, 주로 포도당을 연료로 사용한다. 뇌 활동이 많으면 특정 뇌 영역에서 포도당 소비가 증가해 피로감과 함께 단 음식을 찾게 되기도 한다. 최근 연구에 따르면 뇌에서도 인슐린 저항성이 생길 수 있으며, 이는 치매의 중요한 원인 중 하나로 지목된다.

인슐린 저항성이 생기면 뇌가 포도당을 제대로 활용하지 못하고 아밀로이드 단백질을 분해하는 능력도 떨어진다. 이러한 이유로 알츠하이머병은 흔히 '제3의 당뇨병'이라고 불린다.

당뇨병이 있으면 알츠하이머병 같은 퇴행성 치매뿐 아니라 높은 혈당이 혈관을 손상시켜 혈관성 치매 발병 위험도 커진다. 따라서 혈당 조절은 단순히 당뇨병 관리만을 위한 것이 아니라 치매를 예방하는 데에도 중요한 이유가 된다. 특히 채소는 뇌를 지키는 강력한 방패가 될 수 있다. 채소에 풍부한 항산화 성분은 신경 세포 손상을 막아주고, 항염증 성분은 뇌 속 염증을 가라앉힌다.

파이토케미컬은 신경 세포를 보호하고 기억력과 집중력 같은 인지 기능을 유지하는 데 도움을 준다. 여기에 채소는 장내 유해균을 억제해 독소가 뇌혈관 장벽을 넘어 뇌에 염증을 일으키는 것을 막아준다. 결국 꾸준히 채소를 먹는 습관은 뇌 건강을 위한 가장 단순하면서도 효과적인 치매 예방책이라 할 것이다.

신경과 의사이자 『죽을 때까지 치매 없이 사는 법』(유진규 역, 부키, 2020)의 저자인 딘 세르자이와 아예샤 세르자이 부부는 미국 로마 린다 대학교Loma Linda University에서 오랫동안 치매 예방을 연구해 왔으며, 치매를 생활 습관으로 예방할 수 있는 질환으로 본다.

그들은 식습관이 치매 예방에서 가장 중심이 되는 요소라고 강조하며, 세계적인 장수 지역인 로마린다의 식사법인 식물성 기반 식단plant-based diet이 치매 예방에도 유익하다고 말한다. 즉, 채소, 과일, 통곡물, 견과류, 식물성 단백질 중심의 식단이 치매 예방에 도움을

주며, 스트레스 관리, 수면, 평생 학습, 사회적 교류, 운동 등도 중요
하다.

doctor's advice

- ✓ 뇌출혈, 뇌경색, 치매 등의 뇌혈관 질환 예방법도 다른 만성 질환과 다
  르지 않다.
- ✓ 우리가 섭취한 음식이 분해되어 온 몸을 순환하며 모든 신체 기관에
  영향을 미치기 때문이다.

채소 해독식은 암을 예방한다

대구에는 한옥을 개조한 병원에서 갑상샘암, 유방암을 진료하는 외과의사 임재양 원장님이 계시다. 이분이 오래전에 개원할 당시에는 유방암 환자가 극히 적어 병원 운영을 걱정할 정도였다고 한다. 그러나 시간이 지나면서 폭발적으로 늘어난 유방암 환자들을 보며 생활 습관, 특히 식생활의 중요성을 깨달았고, 병원 내에 건강 요리 교육 공간인 '한입별당'을 마련해 환자들에게 채식 중심의 건강한 식습관을 알리는 활동도 함께하고 있다. 또한 이런 경험을 담은 『우리 집밥해 먹지 않을래요?』(클라우드 나인)를 출간했다.

나 또한 25년 전 수련의 생활과 비교할 때 가장 체감하는 변화 중 하나는 수술실에서 보는 암 환자들의 연령 폭이 넓어졌다는 점이다.

예전에는 매우 드물었던 20대 환자도 점점 늘어나고 있으며, 70대 이상의 고령 암 환자도 꽤 많다.

채소 해독식은 항암 효과가 있다

국가암정보센터에 따르면 2022년 기준 우리나라 암 환자 수는 약 260만 명으로 전체 인구의 약 5%에 해당하며, 암 환자 수 순위는 갑상샘암, 위암, 유방암, 대장암, 전립선암, 폐암 순이다. 암은 유전적으로 부모에게서 물려받을 수도 있지만, 실제로 더 큰 영향을 미치는 것은 우리가 살아가는 환경과 생활 습관이다. 매일의 식습관, 흡연과 음주, 비만, 발암 물질 노출, 일부 바이러스 감염까지도 암 발생에 중요한 역할을 한다.

최근 주목받는 후생유전학은 타고난 유전자는 바꿀 수 없지만, 그 유전자가 실제로 병을 일으킬지 여부는 생활 습관에 달려 있다는 의미를 담고 있다. 즉, 건강한 습관은 유전자의 스위치를 꺼 병을 막고, 나쁜 습관은 그 스위치를 켜 병을 불러온다.

발암 물질은 암을 일으키거나 성장에 도움을 주는 물질이다. 국제 암연구소IARC는 발암 물질을 1부터 4까지 네 그룹으로 나누었다.

그룹 1은 사람에서 암 발생이 확인된 물질로, 가공육(대장암), B형·C형 간염 바이러스(간암), 방사선(백혈병) 등이 있다. 그룹 2는 사람에서 암 발생 가능성이 있는 물질로, 2A는 암 발생 가능성이 높다고 알려진 물질(붉은 고기, 고온 조리 음식)이고, 2B는 암 발생 가능성이 있는 물질(휴대전화 전자기파 등)이다. 그룹 3은 암 발생 가능성이 확인되지 않은 물질(카페인 등), 그룹 4는 현재 연구에서 암 발생 가능성이 없는 물질이다.

음식 속 발암 물질은 식품 자체뿐 아니라 조리 과정에서도 생긴다. 예를 들어 고기를 센불에 구울 때 생기는 헤테로사이클릭 아민은 유전자를 손상시켜 돌연변이를 일으킬 수 있다. 특히 숯불 직화 방식은 연기와 함께 다환방향족탄화수소라는 강력한 발암 물질을 만들어낸다. 따라서 고기의 검게 탄 부분은 되도록 먹지 않는 것이 안전하다.

훈제 고기, 햄·소시지 같은 가공육도 발암 위험을 높이며, 감자튀김이나 시리얼처럼 곡류와 감자를 고온에서 튀기거나 구울 때 생기는 아크릴아마이드, 술 속 알코올, 곰팡이가 핀 곡류·견과에서 생성되는 아플라톡신도 잘 알려진 발암 물질이다. 일부 식품 첨가물도 논란에서 자유롭지 않다.

채소에 들어 있는 파이토케미컬은 다양한 기전으로 암 발생을 막는다. 암세포는 정상적인 세포 신호를 무시하고 무한히 성장하는데, 파이토케미컬은 이러한 성장 과정을 억제한다. 또한 손상된 유전자의 복구를 돕고, 암세포가 스스로 죽도록 유도하는 데에도 중요한 역할을 한다. 암세포는 성장할 때 영양분 공급을 위해 새로운 혈관을 만드는 혈관 신생Angiogenesis을 수행하는데, 채소의 파이토케미컬은 이 과정도 차단한다. 더불어 강력한 면역 세포인 자연 살해 세포 Natural Killer Cell, NK Cell를 활성화해 암세포를 제거하기도 한다.

채소 해독식은 항산화 효과가 있다

활성 산소는 체내 대사 과정에서 자연스럽게 생성되지만, 과도하게 축적되면 세포 내 산화 스트레스가 증가한다. 이때 활성 산소를 제거하는 항산화제가 부족하면 체내 균형이 무너지고 세포 손상이 촉진된다. 산화 스트레스가 증가하면 DNA에 손상을 주거나 돌연변이를 일으킬 수 있으며, 만성 염증이 지속되면 염증성 물질이 정상 세포를 반복적으로 자극한다. 건강한 상태에서는 면역 세포가 염증을 조절하고 손상된 세포를 제거하지만, 만성 염증이 이어지면 면역 기능이 저하되어 암 발생 위험이 높아진다.

산화 스트레스를 증가시키는 요인은 크게 네 가지다. 첫째, 외부 환경 요인으로 미세 먼지, 알코올, 흡연, 자외선, 가공식품 등이 있다. 둘째, 생활 습관 요인으로 수면 부족, 운동 부족, 고지방·고당분 식사, 스트레스가 있다. 셋째, 생리적 요인으로 노화, 호르몬 불균형, 만성 질환과 염증이 있다. 넷째, 화학 물질 및 약물 요인으로 환경 호르몬과 다양한 약물이 포함된다. 산화 스트레스를 낮추면 세포 손상을 막고 돌연변이 발생을 줄일 수 있다.

산화 스트레스가 증가히면 암 발생 위험도 높아진다. 과도한 활성 산소는 암 억제 유전자를 손상시키고 일부 발암 유전자를 활성화하여 세포가 암으로 변화하기 쉬운 환경을 만든다. 또한 세포막을 손상시켜 정상적인 신호 전달을 방해하고, 만성 염증을 유발해 DNA 돌연변이를 증가시킨다. 염증성 장 질환이 대장암으로, 만성 간염이 간세포암으로 진행되는 것이 그 예다. 활성 산소는 손상된 세포의 자멸을 억제해 그 세포가 암세포로 변이될 가능성도 높인다.

채소에 풍부한 항산화제는 활성 산소를 중화해 세포가 암으로 변화하는 것을 막는다. 채소의 비타민과 파이토케미컬은 면역 기능을 강화하고 DNA 돌연변이를 억제하며, 암세포 성장을 억제하고 염증 반응을 줄인다. 또한 암세포 사멸을 유도하고 해독 효소를 활성화하여 독소 배출을 돕는다. 항산화 효과는 면역력 증가로 이어져 암세포를 효율적으로 제거하게 한다. 이러한 이유로 채소는 여러 암에서 항암 효과가 증명되었으며, 항암 식단에서 빠질 수 없는 핵심 식품으로 자리 잡았다.

채소 해독식은 장 건강을 개선한다

암이 발생하는 과정은 크게 세 단계로 나눌 수 있다. 첫 단계인 유도기에서는 정상 세포의 DNA에서 돌연변이가 일어나며, 보통 매우 짧은 시간 또는 수일 내에 발생한다. 두 번째 단계인 촉진기에서는 손상된 세포에서 변이가 계속 일어나며 증식하는데, 보통 수년에서 수십 년이 걸린다. 이 과정에서는 식습관, 흡연 등 환경적 요인이 계속 큰 영향을 미친다.

마지막 단계인 진행기는 암이 진단되는 단계로, 암세포가 완전히 형성되고 전이 가능성도 높아지는 시기이며, 수개월에서 수년이 걸릴 수 있다. 다른 만성 질환처럼, 암도 진단되기 훨씬 이전부터 몸 안에서 변화가 시작된다.

현대인은 암 발생 위험을 높이는 식습관으로 점점 치우치고 있다. 정제 탄수화물과 고당분 음식, 디저트와 음료를 많이 섭취하고, 인스턴트식품과 가공식품도 즐겨 먹는다. 튀긴 음식, 붉은 고기, 가공육 소비가 증가하고, 과도한 알코올 섭취와 영양이 부족한 불규칙한 식사도 흔하다.

외식과 배달 음식의 발달로 신선한 재료로 집밥을 해먹는 일은 줄어들었고, 반대로 장내 미생물의 먹이가 되는 식이 섬유와 항산화제, 미량 영양소가 풍부한 채소 섭취는 충분하지 않아 건강한 장 환경을 유지하기 어렵다.

음식이 중요한 이유는 장내 유익균과 유해균에 큰 영향을 미치기 때문이다. 육류와 가공식품 중심의 식단은 장내 유해균 성장을 돕고, 유해균이 만들어내는 독소는 장 세포 염증을 유발하며 암세포로의 변화를 촉진할 수 있다. 반대로 채소는 장을 깨끗하게 지키는 역할을 한다.

불용성 식이 섬유는 장을 빗자루처럼 쓸어내리듯 연동 운동을 활발하게 만들어 대변 속 발암 물질이 빠르게 배출되도록 돕고, 수용성 식이 섬유는 담즙과 결합해 발암 물질을 붙잡아 함께 배출한다. 여기에 채소 속 비타민, 미네랄, 파이토케미컬은 장 염증을 가라앉

히고 장 환경을 건강하게 만들어 장이 본래 기능을 활발히 수행하도록 한다.

유럽에서 약 52만 명이 참가한 대규모 EPIC 연구European Prospective Investigation into Cancer and Nutrition(유럽 암 및 영양에 대한 전향적 조사)는 식습관과 암, 만성 질환 간의 연관성을 분석했다.

연구 결과, 식이 섬유 섭취가 많을수록 대장암 위험이 줄었고, 과일과 채소 섭취 증가가 조기 사망 위험을 낮추었다. 반대로 비만은 여러 암 위험을 높였으며, 금연, 적절한 신체 활동, 알코올 적정 섭취, 하루 5회 이상 과일과 채소 섭취는 최대 14년의 수명을 연장시키는 효과가 있었다.

일본의 외과 의사이자 『암을 고치는 생활 습관』(노경아 역, iN)의 저자인 후나토 다카시는 신장암 진단을 받은 후 생활 습관의 중요성을 절실히 깨닫고, 암 투병 후 고향에 암 환자 치유 시설 리본 호라도Reborn Horado를 세워 암 예방 교육 프로그램을 운영하고 있다.

교육을 받으러 오는 사람들에게 그는 가공식품을 피하고, 채소와 과일을 충분히 섭취할 것을 권한다. 또한 충분한 수면, 꾸준한 운동, 자주 웃기, 몸을 따뜻하게 유지하기 등의 생활 습관이 면역력을 높이고 암 예방에 중요한 역할을 한다고 강조한다.

doctor's advice

✓ 의학은 암을 제거하고, 식사는 암을 자라지 않게 한다.

✓ 오늘의 식탁이 내일의 건강을 결정한다.

채소 해독식은 당뇨병을 예방한다

얼마 전 읽은 개그맨 이경규 씨의 책 『삶이라는 완벽한 농담』(쌤앤파커스)에는 식습관과 관련해 인상 깊은 이야기가 나온다.

"몇 년 전, 우연히 당뇨 검사를 했는데 가슴이 선득해졌다. 당화혈색소 수치가 6.8퍼센트가 나왔다. 정상 범위가 5.6퍼센트까지라고 하니 큰일이었다. 당뇨를 피하기 위해 내 삶을 바꿨다. 의사는 약을 권했지만 나는 다른 길을 선택했다. 100년이라는 시간을 기준 삼아, 100년 전에 없던 음식은 먹지 않기로 했다. 단순하지만 강력한 규칙이다.

채소 해독식은 혈당 조절에 도움이 된다

당뇨병은 이경규 씨 개인의 문제를 넘어 전 세계적으로 심각한 건강 위협이 되고 있다. 2022년 기준으로 전 세계 당뇨병 환자는 8억 명을 넘고, 당뇨병 전단계 환자까지 포함하면 12억 명 이상일 것으로 추정된다.

대한당뇨병학회 통계에 따르면 2022년 기준 30세 이상에서 당뇨병 유병률은 약 14.8%, 당뇨병 전단계 유병률은 약 41.1%였다. 특히 젊은 세대의 증가세가 눈에 띄는데, 30대의 당뇨병 유병률은 4.0%로 20대의 3배 이상이며, 당화 혈색소 수치 평균은 7.8%로 가장 높았다. 이는 당뇨병 관리가 제대로 이루어지지 않고 있음을 보여준다.

당뇨병은 혈당, 즉 혈액 속 포도당이 정상 범위를 넘어 지속적으로 높은 상태가 이어지는 만성 질환이다. 대표적으로 제1형과 제2형으로 나뉜다.

제1형 당뇨병은 자가 면역 반응으로 췌장의 베타세포가 파괴되어 인슐린을 거의 만들지 못하는 질환이다. 인슐린은 우리 몸에서 포도당을 세포로 들여보내 에너지로 활용하게 하는 핵심 호르몬으로, 없으면 생존이 어렵다.

제2형 당뇨병은 전체 환자의 약 90%를 차지하며, 초기에는 세포가 인슐린을 잘 받아들이지 못하는 '인슐린 저항성'이 발생한다. 이를 보상하기 위해 췌장은 더 많은 인슐린을 분비하지만, 시간이 지나면서 과부하로 췌장이 지쳐 기능을 잃게 되고, 결국 혈당 조절이 무너지면서 당뇨병이 악화된다.

제2형 당뇨병의 주요 원인은 인슐린 저항성, 비만, 과다한 당 섭취, 정제 탄수화물, 노화, 스트레스, 운동 부족, 수면 부족, 유전적 요인 등이 있으며, 특히 인슐린 저항성이 핵심이다. 복부 비만, 즉 내장 지방은 다양한 염증 물질을 분비해 인슐린 저항성을 높이므로 체중이 늘수록 저항성도 커진다. 또한 포도당을 많이 소모하는 근육량이 줄고, 전반적인 대사 기능이 떨어지는 40대 이후부터는 인슐린 저항성이 자연스럽게 증가하는 경향이 있다.

우리 몸의 혈당은 음식, 감정, 신체 활동, 수면, 온도 변화, 스트레스 등 여러 요인에 따라 실시간으로 변하지만, 그중 가장 큰 영향을 주는 것은 음식이다. 설탕이나 액상 과당은 빠르게 흡수돼 혈당 스파이크를 일으키며, 과당은 간에서 중성 지방 합성을 촉진해 지방간과 인슐린 저항성을 악화시킬 수 있다. 반면 채소는 혈당 지수가 낮아 음식을 먹은 후 혈당이 급격히 상승하는 것을 완만하게 만들고, 뾰족한 가시 모양의 혈당 스파이크를 예방한다.

채소의 풍부한 식이 섬유는 포도당 흡수를 늦추고 포만감을 제공해 식사량을 줄이는 데 도움을 주며, 결과적으로 인슐린 저항성을 개선하는 효과도 기대할 수 있다.

채소 해독식은 체중 조절에 도움이 된다

오래전 미국에서 마취과 의사로 일했던 한 선생님은 수술실 침대 양옆에 붙어 있는 받침대가 무엇에 쓰이는지 궁금해했는데, 초고도 비만 환자들의 늘어진 배를 펼치기 위해 사용되는 것을 보고 큰 충격을 받았다고 한다. 그러면서 서구화된 식습관으로 인해 고도 비만 환자가 빠르게 늘고 있는 한국도 곧 비슷한 상황이 될 것이라고 우려하셨다.

요즘 마트나 편의점을 보면 '무가당', '제로 슈거'라는 문구가 붙은 음료와 간식, 양념이 눈에 띄게 늘었고, 김밥이나 샐러드에도 '칼로리 낮춤', '제로 슈거 소스' 등의 문구가 붙어 있다. 이는 사람들이 당 섭취와 체중에 신경을 많이 쓰고 있음을 보여준다.

2024년 대한당뇨병학회 자료에 따르면 국내 당뇨병 환자 중 체중이 정상 혹은 저체중인 경우가 전체의 약 26.4%를 차지한다. 체질량지수BMI, Body Mass Index는 체중(kg)을 키(m)의 제곱으로 나눈 값으로 비만도를 평가하는 지표로 사용된다.

아시아인은 동일한 BMI를 가진 서양인보다 근육량이 적고 내장지방이 많으며, 인슐린을 분비하는 베타세포의 기능도 저하되어 있다는 연구 결과가 많다. 이에 따라 세계보건기구WHO는 아시아인의 당뇨병 진단 기준을 서양인보다 낮게 설정할 것을 권장한다. 이는 마른 비만이라도 안심할 수 없는 이유 중 하나다.

비만이 '만병의 근원'이라고 불리는 이유는 다양한 대사 이상을 유발하기 때문이다. 비만은 인슐린 저항성을 높여 당뇨병의 주요 원인이 되며, 체중이 많을수록 혈액을 전신에 공급하기 위해 혈압이 상승할 가능성이 커진다. 혈관에 지방이 쌓이면 심근경색, 뇌졸중 등의 위험도 증가한다. 지방조직에서 분비되는 염증성 물질은 만성 염증을 유발하고 호르몬 균형을 깨뜨리며, 일부 암 발생 위험도 높인다.

과다한 체지방은 폐질환 위험을 높이고 관절과 근골격계에 부담을 주며, 비만 환자들은 만성 무기력, 우울감, 수면 무호흡증을 호소하는 경우가 많다.

따라서 당뇨병 예방과 관리에서 체중 조절은 필수적이다. 비만한 사람이 체중을 5~10% 감량하면 당뇨병 발생 위험이 크게 줄고, 인슐린 저항성이 개선되어 혈당 조절이 용이해지며 세포가 인슐린에 더 민감하게 반응한다. 체중 감소는 지방간을 개선하고, 혈당 조절 능력을 높이며, 인슐린 분비 부담을 줄여 췌장을 보호하는 효과도 있다.

동시에 채소에 풍부한 미량 영양소는 탄수화물과 지방 대사를 원활하게 하고 지방 분해를 촉진한다. 채소의 수분은 포만감을 높여 식사량을 조절하게 하고, 채소의 식이 섬유는 장내 미생물의 먹이가 되어 장 환경을 개선하며 염증 반응을 줄이고 신진대사를 활발하게 한다. 그 결과 독소 배출이 촉진되고 인슐린 감수성이 향상되어 혈당 스파이크와 지방 축적을 예방할 수 있다.

혈당을 잘 조절하여 당뇨 합병증을 예방한다

몇 년 전, 조절되지 않는 당뇨 합병증으로 두 번이나 발가락 절단 수술을 받으러 온 한 할머니가 수술방에서 눈물을 흘리시는 모습을 보며 마음이 아팠다. 이런 경험 때문에, 수술 전 검사에서 예상보다 많은 환자에게서 혈당이 높게 나오는 현실이 더욱 크게 다가왔다. 건강하다고 믿고 지내다가 수술을 준비하면서 처음 당뇨를 진단받는 경우도 적지 않았다. 사실상 진단받지 못한 채 오랜 시간 고혈당 상태로 살아온 분들이었던 것이다.

고혈당, 고지혈증, 간수치 이상 등 수술 전 검사 수치를 보면 그 사람의 생활 습관과 건강 상태가 어느 정도 짐작된다. 혈당이 높다는 것은 단순한 숫자 문제가 아니라 수술 후 회복력, 감염률, 합병증 가능성까지 바꿔버리는 중요한 문제다.

당뇨병이 무서운 이유는 합병증 때문이다. 고혈당은 혈관을 서서히 망가뜨려, 큰 혈관이 손상되면 협심증이나 뇌졸중과 같은 생명을 위협하는 질환으로 이어질 수 있고, 작은 혈관이 손상되면 눈, 신장, 신경에 병이 생긴다. 예를 들어 눈의 미세 혈관이 손상되면 당뇨망막병증이 생겨 시력이 흐려지고 결국 실명에 이를 수 있으며, 실제로 우리나라 성인 실명의 가장 흔한 원인 중 하나다.

신장 혈관이 고장 나면 노폐물을 걸러내지 못해 결국 투석을 받아야 하고, 신경으로 가는 혈류가 부족하면 손발이 저리고 감각이 둔해지는 당뇨병성 신경병증이 나타난다.

혈당을 측정하는 방법에는 손가락을 바늘로 찔러 피를 내는 기존 방식과 연속 혈당 측정기CGM, Continuous Glucose Monitoring가 있다. 연속 혈당 측정기는 작은 센서를 팔뚝 바깥쪽 피부에 붙여, 혈액이 아닌 피부 이래 간질액 속 포도당 농도를 측정한다. 혈액 속 포도당이 세포로 전달될 때 반드시 간질액을 거치기 때문에 이를 이용하는 것이다. 단, 혈당 변화가 간질액에 반영되기까지는 5~15분 정도 걸릴 수 있다. 그럼에도 매번 손가락을 찌르지 않고도 하루 동안 혈당이 어떻게 오르고 내리는지, 언제 급격히 치솟는지(혈당 스파이크)를 확인할 수 있어 유용하다.

같은 음식을 먹어도 개인별 혈당 반응은 크게 다르게 나타난다. 생활 습관, 장내 미생물, 유전적 요인 등이 개인차를 만들기 때문이다. 최근 연구되는 개인 맞춤 영양은 이러한 특성을 고려해 보다 정밀한 혈당 관리를 목표로 한다. 연속 혈당 측정기로 혈당 반응을 파악할 뿐만 아니라 탄수화물, 단백질, 지방 대사에 영향을 미치는 유전자 분석과 장내 미생물 분석을 함께 활용하는 사례가 늘고 있으며, 혈당 관리는 점점 효율적이고 체계적으로 발전하고 있다.

조슬린 당뇨병 센터Joslin Diabetes Center는 하버드 의대와 연계된 세계적인 당뇨병 연구 및 치료기관으로, 미국 최초의 당뇨병 전문의 엘리엇 P. 조슬린Elliott P. Joslin이 설립했다. 이 센터는 환자와 가족을 위한 종합 교육 프로그램을 운영하며, 영양, 운동, 정신 건강 관리 등 생활 습관 개선에 중점을 둔다.

식이 섬유가 풍부한 복합 탄수화물과 건강한 지방(불포화지방)을 포함한 개인 맞춤 영양, 적절한 체중 유지, 규칙적인 운동, 충분한 수면, 스트레스 관리가 안정적인 혈당 조절을 위한 중요한 요소로 강조된다[『당뇨 리셋』(조지 킹 지음, 북아지트) 참고].

doctor's advice

✓ 단 음식에 과다하게 노출되어 있는 현대인에게 혈당 관리의 중요성은 아무리 강조해도 지나치지 않다.

✓ 고혈당은 신체의 모든 혈관에 영향을 미치며 향후 삶의 질에 큰 차이를 만든다.

채소 해독식은 호르몬 불균형을 개선한다

오래전, 장녀인 한 후배가 요즘 자기 집이 너무 시끄럽다고 이야기를 시작했다. 집에는 위로 딸 둘과 중학생 늦둥이 남동생이 있었는데, 늘 삐딱한 남동생과 갱년기인 어머니가 자주 다투었다. 그러던 중 어머니는 "사춘기가 이기나, 갱년기가 이기나 어디 한번 해보자. 갱년기가 이기지!"라며 얼굴과 가슴에 열이 수시로 올랐다 내렸다 한다고 하셨다. 반면 부쩍 눈물이 많아지고 말이 늘어난 아버지는 드라마를 보시면서 훌쩍거리시고, 듣는 사람이 없어도 쉬지 않고 말을 쏟아내셔서 집안이 한시도 조용하지 않았다. 결국 자격증 시험 공부에 집중하던 과묵한 둘째 여동생이 참다못해 방문을 확 열며 "이놈의 집구석~! 다들 조용히!"라며 혀를 찼다고 한다.

호르몬은 우리 몸을 세심하게 조절한다

후배 가족의 이야기는 대표적인 호르몬 변화 시기인 사춘기와 갱년기의 특징을 잘 보여준다. 호르몬은 우리 몸에서 대사, 성장, 생식, 수면, 감정 조절뿐 아니라 면역, 혈압과 혈당 조절에도 중요한 역할을 한다. 우리 몸은 매우 정교한 호르몬 조절 시스템을 가지고 있어서, 호르몬이 실시간으로 몸의 상태에 맞춰 균형을 유지한다.

호르몬 균형이 잘 유지되면 신진대사와 생리 기능이 원활하게 작동하고, 섭취한 음식은 효율적으로 에너지로 전환되며, 이를 통해 성장, 회복, 기능 유지 등 생명 활동이 이루어진다.

하지만 호르몬이 부족하거나 과다하게 분비되면 여러 문제가 발생한다. 예를 들어 인슐린이 부족하거나 기능이 저하되면 혈당 조절이 어려워지고, 갑상샘 호르몬이 많으면 심박수가 증가하고 불안이 나타나며, 적으면 체중 증가와 피로감이 생긴다. 코르티솔이 과다하면 면역력 저하와 복부 비만이, 부족하면 피로와 저혈압이 나타난다. 성호르몬인 에스트로겐이 부족하면 폐경기 증상이 나타나고, 과다하면 자궁근종이나 월경 불순이 증가할 수 있다.

최근 피로감이 심하고 잠이 잘 오지 않으며 짜증이 많아졌다면 단순한 기분 문제가 아니라 몸속 호르몬 균형이 흔들리고 있다는 신호일 수도 있다. 특히 여성은 생리 주기, 갱년기, 스트레스, 식습관에 따라 호르몬 변화에 민감하게 반응한다. 하지만 식사를 조금만 바꿔도 증상이 완화되는 경우가 있는데, 채소는 직접 호르몬을 만들지는 않지만 몸이 스스로 호르몬 균형을 회복할 수 있는 환경을 만들어주는 조력자 역할을 한다. 갱년기, 스트레스성 무월경, 불면, 기분 기복 등 약을 쓰기 애매하고 참기 힘든 증상 앞에서 채소는 부작용 없이 꾸준히 실천할 수 있는 가장 현실적인 해답이 될 수 있다.

호르몬 불균형은 생활 습관과도 깊은 연관이 있다. 우리가 선택하는 음식, 식기, 생활용품에는 환경 호르몬이 포함될 가능성이 있고, 이는 호르몬 균형을 방해하는 대표적인 요인이다.

현대 사회의 빠른 변화와 과도한 경쟁은 만성 스트레스를 유발해 코르티솔 과다 분비를 초래하고, 면역력 저하와 인슐린 저항성을 높인다. 게다가 스마트폰 사용 증가, 카페인과 알코올 섭취, 불규칙한 생활 패턴과 운동 부족도 호르몬 불균형을 악화시키는 중요한 원인이 된다.

환경 호르몬은 내분비계의 균형을 방해한다

아침에 일어나 냉장고에서 꺼낸 생수를 플라스틱 컵에 따르고, 전자레인지에 돌린 플라스틱 용기 도시락에서 뜨거운 김을 맡으며, 달콤한 향이 나는 샴푸와 린스를 사용하고, 로션과 화장품을 바르고 향수를 뿌린다면 사실 매 순간 환경 호르몬에 노출된 셈이다. 이러한 작은 노출이 쌓이면 언젠가 우리 몸에 큰 변화를 가져올 수 있다.

환경 호르몬은 원래 '내분비계 교란 물질Endocrine Disrupting Chemicals, EDCs'이라고 불리며, 말 그대로 호르몬처럼 행동하거나 호르몬의 작용을 방해하는 화학 물질이다. 환경 호르몬은 호르몬 작용을 활성화하거나 억제하고, 호르몬 분비를 변화시켜 내분비계의 균형을 무너뜨릴 수 있다.

환경 호르몬 연구가 본격화된 계기는 미국 환경 과학자 테오 콜번의 연구 덕분이다. 그녀는 산업적으로 만들어진 화학 물질이 내분비계를 교란하고, 특히 태아나 어린이에게 더 심각한 영향을 줄 수 있음을 밝히며, 환경 호르몬의 개념과 인체 영향에 대해 정리했다.

그녀의 연구 이후 국제 과학 단체와 세계보건기구는 환경 호르몬 문제를 본격적으로 다루기 시작했다. 환경 호르몬이 증가한 주된 이유는 일상생활 속 화학 물질 사용이 급격히 늘어났기 때문이며, 현재까지 환경 호르몬으로 의심되거나 확인된 물질은 1,000종이 넘는다.

환경 호르몬 중에서 대표적인 것이 비스페놀 ABisphenol A, BPA이다. 비스페놀 A는 물병, 플라스틱 식기와 밀폐 용기, 영수증 등에 사용되며, 체내에서 에스트로겐과 유사한 작용을 해 내분비계를 교란할 가능성이 있다. 이로 인해 신경 발달 장애, 불임, 유방암, 전립선암 위험을 높일 수 있다는 보고도 있다.

또 다른 흔한 환경 호르몬인 프탈레이트는 비닐장갑, 랩, 바닥재, 벽지, 장난감, 화장품, 향수 등에 사용되며, 체내에 흡수될 경우 호르몬 교란을 일으킬 수 있다.

최근 주목받는 화학 물질 중 하나는 과불화화합물이다. 물과 기름에 강해 코팅 프라이팬, 패스트푸드 포장지, 종이컵, 캔 음료 내부 코팅, 방수 의류, 일부 화장품 등에 폭넓게 사용된다. 과불화화합물은 자연적으로 쉽게 분해되지 않고 체내에서도 배출이 오래 걸려 '영원한 화학 물질'로 불리며, 면역 저하와 암 발생 가능성과 관련한 연구가 진행되고 있다.

채소 해독식은 호르몬의 균형을 돕는다

환경 호르몬에 대한 연구는 현재도 활발히 진행되고 있다. 미국 약리학 교수 브루스 블럼버그는 일부 환경 호르몬이 호르몬 시스템에 영향을 주어 비만과 대사 질환을 증가시킨다는 '비만 유도 물질Obesogens' 개념을 제시했다. 그는 환경 호르몬이 지방 대사에 관여하고 지방 축적을 촉진한다고 주장했다.

세계적인 환경 독성학자 필리프 그랑장은 '화학적 뇌 손상Chemical Brain Drain' 개념을 통해 환경 호르몬과 환경 독소가 신경계와 두뇌 발달에 영향을 미쳐 자폐증, ADHD, 지능 저하, 학습과 행동 문제를 일으킬 수 있다고 밝혔다.

또한 세계적인 환경 역학자인 샤나 스완 교수는 저서 『정자 0 카운트다운』(샤나 H. 스완, 스테이시 콜리노 공저, 행복포럼)을 통해 환경 호르몬이 인간 생식 건강에 미치는 영향을 연구하며, 환경 호르몬이 내분비계를 교란해 정자 수 감소와 기능 저하, 생리 주기 불균형, 생식 기관 발달 이상을 유발할 수 있다고 밝혔다.

이러한 영향은 세대를 거쳐 나타날 수 있으며, 임신 중 노출될 경우 태아의 생식기 발달에도 영향을 미친다. 이에 샤나 스완 교수는 일상생활에서 사용하는 플라스틱 제품, 가공식품, 화장품 등의 환경 호르몬 노출을 최대한 줄일 것을 강조한다.

채소는 장 건강을 회복시키고 호르몬 균형을 조절하는 데 중요한 역할을 한다. 채소 속 식이 섬유는 환경 호르몬을 흡착해 배출하는 데 도움을 주고, 장내 미생물의 먹이가 되어 해독 작용을 강화한다. 장내 유익균은 식이 섬유를 발효해 짧은 사슬 지방산을 생성하고 장벽을 보호한다.

다양한 채소를 섭취하면 유익균의 수와 종류가 늘어나 해독 효율이 높아진다. 또한 채소에 풍부한 마그네슘은 부신 기능을 안정화하고, 폴리페놀은 스트레스를 완화하며, 미량 영양소는 면역력과 에너지 회복에도 기여한다.

환경 호르몬은 체내에 들어오면 피로감, 체중 증가, 갑상샘 기능 저하, 인슐린 저항성, 생리 불순 등 다양한 문제를 유발할 수 있다. 특히 환경 호르몬은 지방에 잘 축적되므로 체중을 줄이는 것이 노출을 줄이는 데에도 도움이 된다.

채소는 간의 해독 효소 활동을 촉진하며, 식이 섬유는 담즙산과 결합해 대변으로 배출되는데, 이 과정에서 해독된 환경 호르몬과 잉여 호르몬(에스트로겐, 코르티솔 등)도 함께 배출된다.

브로콜리, 케일 같은 십자화과 채소에 포함된 인돌-3-카비놀과 설포라판 같은 파이토케미컬은 간의 해독 효소를 활성화해 불필요한 호르몬의 분해와 대사를 촉진한다. 이는 과잉 에스트로겐으로 인한 여성 건강 문제를 완화하고, 채소 속 항산화 성분인 비타민 C, 베타카로틴, 폴리페놀은 활성 산소를 중화해 세포 손상을 막는다. 따라서 채소는 호르몬 균형 회복과 전신 건강을 지키는 핵심적인 식품이다.

doctor's advice

✓ 자연스러운 호르몬 변화를 인정하는 순간, 몸과의 관계는 한결 편안해진다.

✓ 이러한 호르몬 변화에 맞추어 몸을 조율하는 가장 현실적인 도구는 식습관과 생활 습관이다.

채소 해독식은 자가 면역 질환을 개선한다

아침에 일어나도 몸이 늘 무겁고, 관절이 뻣뻣해 움직이기 어렵거나, 이유 없이 피부에 발진이 생기고 피로가 쉽게 사라지지 않아 병원을 찾는 사람들 중 일부는 자가 면역 질환이라는 생소한 진단을 받는다.

축구 경기에서 원치 않게 자기 팀 골문에 공을 넣는 자살골을 보는 것처럼, 자가 면역 질환에서는 면역이라는 수비수가 자기 팀, 즉 내 몸을 공격하는 상황이 발생한다. 원래 외부에서 들어오는 바이러스나 세균을 막아야 할 면역 세포들이 관절, 장기, 피부, 신경 등을 적으로 오인해 공격하는 것이다.

자가 면역 질환은 면역계의 이상 반응이다

아침에 지하철을 타면 기침하거나 재채기하는 사람들을 흔히 볼 수 있다. 지하철 한 칸 안에는 눈에 보이지 않는 수많은 바이러스와 세균이 떠다니지만, 우리는 평소처럼 일하고 저녁이면 무사히 집에 돌아온다. 이는 우리 몸의 면역 시스템이 병원균이나 비정상 세포를 즉시 감지하고 제거하기 때문이다. 그런데 이 면역이 방향을 잃어 자기 조직을 공격한다는 개념은 한때 학자들에게도 받아들이기 어려운 충격이었다. 실제로 20세기 초반까지만 해도 자가 면역 질환은 진단조차 쉽지 않았고, 이후 수많은 연구 끝에 다양한 치료법이 조금씩 개발되었다.

우리 몸의 면역 시스템은 크게 1차 방어선인 선천 면역과 2차 방어선인 적응 면역으로 나뉜다. 선천 면역은 태어날 때부터 가지고 있는 면역 시스템으로 피부, 눈물, 침, 점막과 같은 방어막과 백혈구 등이 우리 몸을 보호한다. 적응 면역은 특정 병원체를 인식한 뒤, 면역 세포가 직접 공격하거나 항체를 생성해 이를 제거한다.

한 번 노출된 병원체를 기억하고 재노출 시 빠르게 반응하는 것이 적응 면역의 특징이며, 예방 접종에 사용하는 백신은 이 원리를 활용한다. 면역 시스템은 감염 예방, 염증 조절, 상처 회복 등 다양한 기능을 통해 우리 몸을 보호한다.

자가 면역 질환은 크게 전신성 자가 면역 질환과 장기 특이적 자가 면역 질환으로 나뉜다. 전신성 자가 면역 질환에는 류머티즘성 관절염, 강직성 척추염, 전신 홍반 루푸스, 베체트병 등이 있으며, 장기 특이적 자가 면역 질환에는 제1형 당뇨병, 갑상샘 질환(그레이브스병, 하시모토 갑상샘염), 다발성 경화증, 건선 등이 있다.

최근 진단 기술이 발전하고 다양한 질환의 원인이 밝혀지면서 자가 면역 질환으로 분류되는 병들이 점점 늘어나고 있다.

자가 면역 질환의 원인은 아직 완전히 밝혀지지 않았다. 유전, 환경, 만성 스트레스, 호르몬 변화, 장내 미생물 균형 등 다양한 요인이 관련된 것으로 보인다.

자가 면역 질환은 가족력이 있는 경우가 많으며, 바이러스나 세균 감염 후 면역 시스템이 과민 반응을 일으켜 자가 면역 반응이 활성화되기도 한다. 그 밖에 미세 먼지, 흡연, 환경 호르몬, 중금속, 농약 등도 면역계에 영향을 미칠 수 있으며, 최근에는 장내 미생물 균형과 면역 질환과의 연관성이 활발히 연구되고 있다.

채소 해독식은 면역 과민 반응을 조절하는 데 도움이 된다

몸이 균형을 이루어야 건강하듯, 면역계도 균형이 중요하다. 면역 반응이 지나치게 약하면 쉽게 감염되지만, 지나치게 강하면 정상 조직까지 공격하게 된다. 자가 면역 질환은 바로 이런 불균형에서 비롯된다. 면역 시스템이 자기 세포를 적으로 착각해 공격하면 염증 반응이 나타나고, 염증 물질이 과도하게 분비되면서 조직이 손상된다. 여기에 대사 과정에서 발생하는 활성 산소가 면역 세포를 더욱 자극하면 염증은 한층 심해진다.

자가 면역 질환과 비만의 연관성도 꾸준히 연구되고 있다. 지방 조직은 염증 물질을 분비해 만성 염증을 유발하며, 만성 염증은 자가 면역 질환의 주요 위험 요인 중 하나다. 지방 조직은 면역 세포의 균형을 깨뜨리고, 비만한 사람은 자가 항체 수치가 높아 증상이 더 심해질 수 있다. 반대로 체중이 감소하면 만성 염증이 줄어들고, 자가 면역 질환 증상이 완화된다는 보고가 많다. 채소 섭취는 체중 감량에 도움이 될 뿐 아니라 채소를 통해 공급되는 풍부한 영양소가 증상 완화에도 긍정적인 역할을 한다.

채소 속 미량 영양소와 파이토케미컬은 항염증 작용을 통해 자가 면역 질환의 증상을 완화하는 데 기여한다. 항산화 성분은 산화 스트레스를 줄여 면역 세포를 보호하고, 염증을 억제하며 면역 균형을 유지하도록 돕는다. 또한 세포막을 보호하고 면역 세포의 과도한 활성화를 조절하여 건강한 면역 반응을 유지하게 한다.

특히 채소 속 파이토케미컬은 히스타민 분비를 억제해 알레르기 반응과 과도한 면역 반응을 완화하고, 염증 경로를 차단해 면역 세포의 활성화를 조절하며 항상성을 유지한다. 자가 면역 질환은 면역 시스템 이상뿐 아니라 호르몬 불균형과도 연관되는데, 채소의 파이토케미컬은 호르몬 균형을 유지하고 면역 반응을 조절하는 중요한 역할을 한다.

장 건강과 스트레스 관리가 중요하다

책 『몸이 아니라고 말할 때–당신의 감정은 어떻게 병이 되는가』(김영사)의 저자인 캐나다 의사 가보 마테는 세계적인 강연자로, 오랫동안 자가 면역 질환 환자를 진료하며 공통점을 발견했다. 대부분이 여성인 환자들은 오랜 기간 감정을 억누르고 남을 위해 자신을 희생하며 살아왔다는 것이다.

가보 마테는 만성적인 스트레스와 감정 억압이 자가 면역 질환의 주요 위험 요인이 될 수 있으며, 건강한 식습관, 규칙적인 운동, 마음 챙김, 스트레스 관리가 예방과 증상 완화에 도움이 된다고 주장한다.

현대인의 식습관은 가공식품, 정제 탄수화물, 각종 첨가물에 크게 의존하고 있다. 이러한 음식들은 장내 환경을 악화시키고 면역계를 교란해 자가 면역 질환에 부정적인 영향을 준다. 가공식품은 염증 반응을 촉진하고 장내 유익균을 줄이며 유해균을 늘려 면역 균형을 무너뜨린다.

장은 면역 세포의 약 70%가 분포하는 기관으로, 장내 균형이 깨지면 면역계 전반의 불안정으로 이어지고 전신적인 염증이 심화될 수 있다.

장은 단순히 소화를 담당하는 기관이 아니라 중요한 면역 방어선이다. 장 점막 세포는 촘촘한 장벽을 형성해 독소와 병원균이 혈류로 침투하지 못하도록 막는다. 그러나 정제 탄수화물, 가공식품, 알코올, 스트레스가 지속되면 장벽이 손상되어 독소가 혈류로 스며드는 '장누수leaky gut' 현상이 발생할 수 있다. 유입된 독소와 항원은 만성 염증을 촉발하고, 결국 자가 면역 질환 증상을 악화시키는 주요 원인이 된다.

반대로 채소는 장 건강과 면역 균형을 지키는 강력한 무기다. 풍부한 식이 섬유는 장내 유익균의 먹이가 되어 장내 미생물 균형을 회복시키고, 이는 면역력 강화와 염증 억제로 이어진다.

채소 속 수분은 독소 배출을 돕고, 항산화 성분은 활성 산소를 제거해 세포 손상을 막는다. 다양한 색깔의 채소에 들어 있는 파이토케미컬은 각각 다른 방식으로 면역 반응을 조절하고 염증 경로를 차단한다.

이렇게 다양한 채소를 섭취하는 것은 장을 건강하게 유지하고 면역 균형을 회복하며 자가 면역 질환 예방과 증상 완화에 중요한 역할을 한다.

자가 면역 질환 환자는 원래 면역 반응이 예민해 스트레스에 더욱 민감하다. 이 과정에서 코르티솔과 같은 스트레스 호르몬이 장기간 분비되면 면역 균형이 깨지고 염증이 심화될 수 있다.

연구에 따르면 심각한 외상이나 충격적 사건을 경험한 외상 후 스트레스 장애 환자에게서 자가 면역 질환 발병 위험이 높게 나타난다. 반대로 명상, 심호흡, 스트레스 관리 프로그램을 꾸준히 실천하면 이러한 악순환을 완화하고 증상 개선에도 도움이 된다.

따라서 자가 면역 질환을 예방하고 관리하려면 채소와 같은 자연식품 위주의 건강한 식습관으로 장을 보호하고, 충분한 휴식과 스트레스 조절을 통해 면역계 균형을 유지하는 것이 무엇보다 중요하다.

doctor's advice

✓ 자가 면역 질환은 감정과 환경뿐만 아니라 식습관과도 밀접한 연관이 있다.

✓ 채소 해독식은 면역 과민 반응을 조절하는 데 도움이 된다.

채소 해독식은 눈 건강을 개선한다

암을 이겨낸 친구의 어머니는 황반 변성으로 시력을 잃어 일상생활에 큰 어려움을 겪고 계신다. 어머니의 곁에서 늘 손과 발이 되어 드리는 친구는 "암은 스스로 버티며 살아갈 수 있지만, 시력을 잃으면 평생 누군가의 도움이 필요해서 정말 힘들다."라고 말했다. '몸이 천 냥이면 눈은 구백 냥'이라는 속담이 가슴 깊이 와 닿는 순간이었다.

요즘은 어른들뿐만 아니라 어린아이들까지 아침부터 밤까지 스마트폰과 컴퓨터 화면을 보느라 하루 종일 눈이 피곤한 시대다.

현대인의 눈은 늘 피곤하다

오감(시각·청각·후각·미각·촉각) 가운데 시대 변화의 영향을 가장 크게 받은 것은 시각이다. 불과 50년 전만 해도 TV는 자정이면 방송이 종료되었고, 그 외에 접할 수 있는 매체는 책, 잡지, 신문이나 비디오 정도였다. 그러나 지금은 컴퓨터와 스마트폰이 생활필수품이 되면서 눈이 노출되는 환경이 완전히 달라졌다.

스마트폰, 컴퓨터, LED 조명 등에서 발생하는 블루라이트는 눈 건강에 직접적인 부담을 주며, 야외 활동이 줄어 먼 곳을 바라보는 시간이 크게 감소해 눈의 피로를 풀 수 있는 기회도 사라졌다. 여기에 수면 부족과 즉석식품, 가공식품 섭취 같은 현대인의 생활 습관까지 겹치면서 눈의 피로는 점점 더 심해지고 있다.

1800년대 후반, 토머스 에디슨의 전구 발명 이후 역사적인 인공조명의 시대가 시작되었다. 밤에도 활동할 수 있게 되면서 생체 리듬의 변화가 생겼고, 디지털 기기의 발명으로 이러한 상황은 더욱 심화되었다.

컴퓨터 시각 증후군Computer Vision Syndrome, CVS은 컴퓨터, 스마트폰 등을 오랫동안 사용할 때 생기는 눈의 피로와 몸의 불편감을 말하며, 디지털 눈 피로Digital Eye Strain와 거의 같은 의미로 사용된다. 이 증후군은 한국뿐만 아니라 전 세계에서 빠르게 증가하고 있다.

컴퓨터 시각 증후군은 여러 원인으로 발생한다. 스마트폰이나 컴퓨터를 오래 사용하면 눈의 초점을 조절하는 모양체 근육이 과도하게 긴장하고, 가까운 거리에서 사물을 보는 시간이 늘어나면서 근시 진행 속도도 빨라진다. 디지털 기기에 집중하느라 눈을 깜빡이는 횟수도 줄어들고, 이에 따라 눈물 분비가 감소하면서 눈이 건조해진다. 또한 디지털 기기에서 발생하는 블루라이트는 망막까지 도달해 시력에 영향을 미친다. 이와 함께 두통, 어깨와 목의 통증도 동반되어 전반적인 피로감이 더욱 심해진다.

컴퓨터 시각 증후군을 예방하려면 의식적인 노력이 필요하다. 미국 안과의사협회에서는 20-20-20 법칙을 제안하는데, 디지털 기기를 사용할 때 20분마다 20초 동안 20피트(약 6m) 이상 먼 곳을 보는 것이 눈 근육 이완에 도움이 된다.

눈을 자주 깜빡이고, 적절한 조명 아래에서 디지털 화면과 적당한 거리를 두며, 블루라이트 차단 필터나 블루라이트 차단 안경을 사용하는 것도 예방에 효과적이다.

예전에 지인들과 노화를 실감하는 순간을 이야기하다가 연령대별 변화를 나눈 적이 있다. 공통적으로 30대는 쉽게 풀리지 않는 피로감을, 40대는 가까운 글씨가 흐려지는 노안을, 50대는 마시거나 먹다가 사래가 드는 현상을, 60대는 걸을 때 몸이 앞으로 쏠리는 보행 변화를, 70대는 기억이 흐려지는 인지 저하를 경험한다고 했다. 이 가운데 많은 사람들이 '아, 이제 나도 나이가 드는구나'라고 가장 실감하는 순간은 단어에도 '늙을 노老'자가 들어 있는 노안이었다.

노안은 카메라의 렌즈와 같은 역할을 하는 눈 속 수정체가 나이가 들면서 점점 단단해져 탄력을 잃고, 이를 조절하는 모양체 근육의 힘까지 약해지면서 가까운 곳에 초점을 맞추기 어려워지는 현상이다.

나이가 들수록 주변에서 백내장 수술을 받는 지인을 흔히 접할 수 있다. 백내장은 눈 속 수정체가 혼탁해지는 질환으로, 진행이 심해지면 인공 수정체로 교체하는 수술이 필요하다.

우리나라에서 실명의 주요 원인으로 꼽히는 질환은 녹내장과 황반 변성, 당뇨병성 망막병증이다. 녹내장은 안압 상승이나 혈류 장애로 시신경이 손상되면서 발생하며, 노화가 중요한 위험 요인 중 하나다. 그러나 초기에는 특별한 자각 증상이 거의 없어 조기 발견이 쉽지 않다. 황반 변성은 전체 시력의 90% 이상을 담당하는 황반이 손상되면서 생기며, 나이가 들수록 황반 기능이 점차 저하된다.

한편 만성 질환은 눈 건강에도 직접적인 영향을 미친다. 대표적으로 당뇨병은 고혈당으로 인해 망막 혈관을 손상시켜 당뇨병성 망막병증을 일으키며, 심하면 실명까지 이를 수 있다. 당뇨병이 오래 지속되면 신경 손상으로 안구 운동 신경 마비가 발생해 복시가 나타나기도 한다. 고혈압 역시 망막 혈관에 부담을 주어 고혈압성 망막병증을 유발하며, 심하면 시력 상실로 이어질 수 있다.

따라서 만성 질환 환자에게는 안정적인 혈당과 혈압 관리가 눈 건강을 지키는 핵심적인 요소라 할 수 있다.

눈 건강 문제는 노인층만의 과제가 아니다. 최근 소아와 청소년에서도 눈 질환이 빠르게 늘고 있는데, 그중 가장 두드러진 현상은 근시의 급격한 증가다. 성장기 동안 안구가 길게 자라면서 심한 근시가 되면 성인이 된 후 망막이 얇아져 찢어지거나(망막 박리) 중심 시력이 손상되는 황반 변성, 시신경이 손상되는 녹내장 같은 합병증 위험이 커진다. 근시가 심한 경우 백내장도 더 이른 나이에 발생하는 경향이 있다.

학업 부담, 스마트폰과 컴퓨터 사용 증가, 야외 활동 부족, 유전적 요인 등이 복합적으로 작용해 어린이와 청소년의 근시가 빠르게 늘고 있으며, 근시는 단순한 시력 교정 문제를 넘어 평생 눈 건강을 좌우하는 중요한 요소라 할 수 있다.

눈 건강에 도움이 되는 생활 습관

요즘 약국이나 대형 마트 진열대를 보면 눈 건강을 내세운 영양제가 빠지지 않는다. 루테인, 지아잔틴, 오메가-3, 아스타잔틴 등 다양한 성분을 강조한 제품들이 끝없이 늘어 있으며, 광고 문구는 '하루 한 알로 눈 건강 지키기'를 내세운다.

한국은 스마트폰 사용률이 높고 근시 유병률도 세계적으로 앞서 있어 눈 영양제를 찾는 소비자는 해마다 증가하고 있다. 중장년층은 노안과 백내장을 예방하기 위해, 젊은 세대는 장시간 디지털 기기 사용으로 인한 눈 피로를 덜기 위해, 부모들은 자녀의 시력 보호를 위해 영양제를 구입한다.

그러나 영양제는 눈 건강을 보조할 뿐, 근본적인 힘은 매일의 식습관에서 나온다. 정제 탄수화물과 당분은 혈당을 급격히 올려 망막 혈관 손상 위험을 높이고, 이는 당뇨병성 망막병증으로 이어질 수 있다. 반대로 채소에 풍부한 식이 섬유는 탄수화물 흡수를 늦추어 혈당 스파이크를 줄이고, 항산화 성분은 활성 산소를 제거해 망막 세포를 보호한다. 채소 속 미량 영양소와 파이토케미컬은 황반과 혈관을 지키고 안구 건조를 예방한다. 따라서 채소를 꾸준히 섭취하는 식습관은 눈 건강의 가장 기본적이고 중요한 방법이다.

눈은 생활 환경의 영향을 매우 민감하게 받는다. 미세 먼지는 눈을 자극해 염증 반응과 결막염을 일으킬 수 있으며, 자외선은 백내장과 황반 변성 위험을 높인다. 따라서 미세 먼지가 심한 날에는 콘택트렌즈 대신 안경을 착용하고, 자외선 차단 선글라스도 정기적으로 교체해 사용하는 것이 필요하다. 가습기로 실내 습도를 유지하고, 충분한 수분 섭취와 인공 눈물 사용은 안구 건조를 예방한다. 이러한 생활 속 작은 실천이야말로 눈의 노화를 늦추고 시력을 지키는 중요한 습관이라 할 것이다.

스마트폰과 컴퓨터에서 나오는 블루라이트는 눈 피로를 가중시키고, 밤늦게까지 이를 사용하는 습관은 수면의 질을 떨어뜨려 눈의 회복력을 약화시키고 만성적인 피로를 쌓이게 한다. 이를 예방하려면 20-20-20 법칙(193쪽 참고)을 실천하고, 스마트폰을 볼 때는 눈과 30cm 이상 거리를 두며, 규칙적인 수면 습관을 유지하는 것이 필요하다. 또한 하루 1시간 이상 야외 활동을 하며 먼 곳을 바라보는 것은 근시 예방에 효과적이다.

결국 식습관, 환경 관리, 디지털 기기 사용 조절이 함께 이루어질 때 비로소 눈 건강을 오래 지킬 수 있다.

일본의 후카사쿠 히데하루는 세계적인 안과 의사이자 화가로, 환자를 진료하고 수술하는 틈틈이 그림을 그린다. 그는 안과 의사로서 보는 귀중함과 화가로서 보는 즐거움을 동시에 느끼며, 100세 시대를 준비하는 눈 건강 습관을 자주 강조한다.

과거에는 노화로 인한 안과 질환자가 적었지만, 현대인은 눈의 평균 수명인 약 60년보다 훨씬 오래 살기 때문에 눈 건강에 더욱 신경 써야 한다. 따라서 혈당을 급격히 올리지 않는 식사를 하고, 눈을 자주 쉬게 하며, 눈을 비비지 않는 습관을 갖는 것이 무엇보다 중요하다[『100세 눈건강법』(후카사쿠 히데하루 지음, 서사원) 참고].

- ✓ 심혈관 질환, 뇌혈관 질환, 당뇨병, 암 예방에 좋은 식습관이 눈 건강에도 좋다.

- ✓ 현대인은 눈의 평균 수명인 약 60년보다 훨씬 오래 살기 때문에 눈 건강에 더욱 신경 써야 한다.

4장

채소 해독식을 먹으면 마음이 건강해진다

채소 해독식은 뇌 기능을 향상한다

지인들이 모이면 늘 빠지지 않는 이야기가 '너무 금방 잊어버린다'는 하소연이다. 냉장고를 열었는데 뭘 꺼내려 했는지 기억이 나지 않는 일부터, 아이들에게 "엄마, 휴대폰 못 봤니?"라고 물었는데 정작 본인이 휴대폰을 들고 통화 중이었다는 일까지 사례는 다양하다.

예전에 부모님들이 "내가 잊어버리기 전에 이야기한다~"라며 뜬금없이 맥락에 맞지 않는 말씀을 하시기도 했지만, 이제는 다들 이해하게 되었다. 돌아서면 기억이 나지 않고, 이름조차 잘 떠오르지 않는 일이 잦아지지만, 나이 탓이라 여기며 스스로 위안하는 일이 점점 늘어난다.

뇌는 나이가 들어도 성장할 수 있다

매년 7월 22일은 세계신경과학회World Federation of Neurology, WFN가 지정한 세계 뇌의 날World Brain Day로, 뇌 건강의 중요성을 알리고 뇌 질환 예방을 위해 각국에서 다양한 행사가 진행된다. 전통적으로 보건 의료 분야는 고혈압, 당뇨, 뇌경색, 만성 신부전 등 신체적 질환의 예방과 치료에 집중해 왔지만, 고령화로 인해 치매, 우울증, 불안 장애 등 감정과 정서 관련 질환이 증가하면서 뇌 기능 향상과 정신 건강 증진에 대한 관심이 꾸준히 늘고 있다.

20세기 초반까지는 뇌가 한 번 형성되면 변하지 않는다고 여겨졌다. 기억력 감소와 인지 저하는 노화의 자연스러운 과정으로 간주되었다. 그러나 20세기 중반 미국 신경과학자 에릭 캔델은 학습이 뇌를 변화시킨다는 사실을 밝혀 신경 가소성neuroplasticity을 규명했다.

신경 가소성이란 학습이나 새로운 환경에 적응하기 위해 뇌의 신경망 구조와 기능이 변화하는 현상을 의미하며, 이는 노화에도 불구하고 새로운 자극을 통해 뇌 기능이 향상될 수 있음을 보여준다. 제2외국어 학습, 악기 연주, 춤 배우기와 같은 도전적 활동은 뇌에 새로운 신경망 형성을 자극하며, 인지 기능 향상과 뇌 건강 증진에 기여한다.

흥미로운 점은 성인이 된 이후에도 뇌에서 새로운 신경 세포가 생성된다는 사실이다. 과거에는 뇌세포 수가 일정하고 감소만 한다고 여겨졌으나, 해마hippocampus 등 일부 영역에서는 평생 신경 세포가 새롭게 만들어진다. 신경 발생neurogenesis은 새로운 경험, 학습, 실패와 좌절을 극복하려는 과정에서도 뇌를 활성화할 수 있음을 보여준다. 운동으로 근육을 단련하듯, 뇌도 학습과 자극을 통해 끊임없이 성장하며, 이는 지능 역시 고정된 능력이 아니라 변화하고 확장될 수 있음을 시사한다.

지능은 흔히 IQ로 대표되지만, 심리학에서는 결정 지능과 유동 지능으로 나눈다. 결정 지능은 경험과 학습을 통해 축적되는 지식과 지혜로, 독서, 직장 경험, 인생 경험에서 비롯된 통찰 등이 포함된다. 나이가 들수록 결정 지능은 오히려 증가한다.

반면 유동 지능은 새로운 문제를 이해하고 해결하며, 낯선 상황에 적응하는 능력으로, 처음 보는 퍼즐을 풀거나 새로운 기계를 다룰 때 필요하다. 일반적으로 유동 지능은 나이가 들면서 감소하지만, 새로운 언어 학습, 악기 연주 등 지속적이고 도전적인 활동을 통해 향상될 수 있음이 밝혀지고 있다.

고혈당은 뇌를 피로하게 만든다

끊임없이 정보를 처리하고 판단하는 뇌는 신체에서 에너지를 많이 소비하는 기관 중 하나다. 체중의 2%에 불과하지만, 전체 산소의 약 20%와 포도당의 20~25%를 사용한다. 인간의 뇌에는 약 860억 개의 신경 세포가 있으며, 하루에 수조 번 이상의 전기 신호가 뉴런 사이에서 전달된다. 이처럼 막대한 에너지를 필요로 하는 뇌는 포도당에 특히 의존하기 때문에 혈당 조절이 무엇보다 중요하다. 실제로 당뇨 전단계나 당뇨병으로 진단받지 않은 사람이라도 고혈당 상태가 지속되면 뇌 기능 저하와 연관될 수 있다는 연구가 있다.

혈당 조절에 관여하는 인슐린은 뇌에서도 중요한 역할을 한다. 인슐린은 신경 세포 사이의 연결 부위인 시냅스 기능을 강화해 신경 세포 간 정보 전달과 기억 형성을 돕는다. 또한 뇌세포가 에너지원인 포도당을 원활히 이용할 수 있도록 지원하며, 뇌 유래 신경 영양 인자BDNF와 함께 신경 세포 성장을 촉진한다. 이 두 요소가 조화를 이루면 학습 능력과 기억력은 향상된다. 더불어 인슐린은 뇌 시상하부에서 식욕과 신진대사를 조절해 전신 건강과도 밀접하게 연결된다.

하지만 만성적인 고혈당은 뇌에서 인슐린 저항성을 유발해 에너지 대사와 신경 기능을 저하시킬 수 있다. 인슐린 분해 효소는 본래 인슐린뿐 아니라 베타아밀로이드도 제거하는데, 인슐린 저항성이 생기면 분해 효소가 인슐린 처리에 집중되어 베타아밀로이드 축적 위험이 높아진다. 이는 알츠하이머병 발병과 연관될 수 있다. 또한 고혈당은 미토콘드리아를 과도하게 활성화시켜 활성 산소를 늘리고, 신경 세포 염증과 손상을 촉진한다. 나이가 들수록 이러한 만성 염증 수준이 증가해 뇌 질환의 위험을 높인다.

이와 함께 가공식품 첨가제, 곰팡이 독소, 일부 화학 물질 등 우리가 무심코 섭취하는 물질도 신경 독소로 작용할 수 있다. 뇌를 위협하는 이러한 요인에 대응하기 위해 채소 섭취는 중요한 생활 습관이 된다. 채소는 혈당 상승을 완만하게 해 인슐린 민감성을 개선하고, 항염증 효과로 신경 세포 손상을 줄인다. 또한 채소 속 성분은 뇌혈관을 보호하고 장내 유익균을 늘려 신경 전달 물질 생성을 돕는다. 그 결과 뇌 염증 수준이 낮아지고, 기억력과 학습 능력 향상에도 긍정적인 영향을 줄 수 있다.

뇌 기능에 영향을 미치는 일상 속 원인

다른 만성 질환과 마찬가지로, 대표적인 뇌 인지 저하 질환인 알츠하이머 치매도 발병 수년, 길게는 10~20년 전부터 뇌 속에서 신경 염증과 단백질 축적이 서서히 진행된다. 문제는 이러한 변화가 초기에는 특별한 자각 증상이 없어 눈에 띄지 않는다는 점이다. 결국 뚜렷한 기억력 저하나 인지 기능 장애로 진단을 받을 때는 이미 병리가 상당 부분 진행된 상태인 경우가 많다. 따라서 평균 수명이 길어신 현내 사회에서는 조기 단계부터 위험 요인을 줄이고 생활 습관을 관리하는 것이 가장 중요한 예방 전략이 된다.

전체 치매 환자의 약 60~70%를 차지하는 알츠하이머 치매는 유전적 요인과 환경적 요인이 모두 영향을 미친다. 일반적으로 나이가 들수록 발생 빈도가 증가하지만, 가족력이 있으면 40~50대에도 발병할 수 있다. 이를 가족성 알츠하이머병Familial Alzheimer's Disease, FAD 이라 하며, 특정 유전자의 돌연변이에 의해 발생한다.

한편 산발성 알츠하이머병Sporadic Alzheimer's Disease은 전체 알츠하이머병의 약 90~95%를 차지하며, APOE4 유전자를 가진 경우 발병 위험이 증가할 수 있다.

뇌 건강에 영향을 미치는 요인은 다양하지만, 건강한 식습관과 함께 강조되는 것이 운동, 수면, 사회적 관계, 스트레스 관리 등이다. 운동은 유산소 운동과 근력 운동 모두 뇌에 긍정적인 영향을 준다.

운동을 하면 뇌 혈류가 증가하여 뇌에 필요한 산소와 영양분을 공급하고, 기억을 담당하는 해마의 크기를 유지하거나 증가시키는 데 도움을 준다. 또한 운동은 뇌 유래 신경 영양 인자BDNF 분비를 촉진하여 뇌 신경 세포의 건강을 유지하고, 신경 세포 생성을 돕는다. 이로 인해 뇌 기능이 향상될 수 있다.

치매 연구의 대가였던 일본 정신과 의사 하세가와 가즈오 박사는 치매 진단에 쓰이는 하세가와 치매 척도를 처음 개발하고, 치매 환자의 인권 보호를 위해 평생을 바쳤다. 그는 기존의 부정적 의미가 담긴 '치매癡呆' 대신 '인지증認知症'으로 병명을 바꾸는 데 기여했으며, 현장 실사를 통해 비참한 치매 환자의 생활을 목격한 뒤 데이케어센터(주간 보호 센터) 개설을 제안했다. 그러나 자신을 돌볼 여력이 없었던 하세가와 박사는 88세 때 치매 진단을 받았고, 이를 담담히 고백하며 많은 사람들에게 큰 울림을 주었다.

그는 치매가 누구나 겪을 수 있는 현실임을 알리고, 마지막 순간까지 자신의 경험을 기록하며 환자의 목소리를 전했다[『나는 치매

의사입니다』(하세가와 가즈오, 이노쿠마 리쓰코 지음, 라이팅하우
스) 참고].

세계적인 연구자이자 의사인 데일 브레든슨은 30년 넘게 알츠하
이머병의 원인과 기전을 연구했다. 그는 알츠하이머병이 단일 요인
으로 발생하는 것이 아니라 여러 요인이 복합적으로 작용한다는 사
실을 밝혀냈으며, 건강한 생활 습관이 뇌 기능을 지키는 핵심 요소
임을 강조했다.

브레든슨은 치매 발병 위험이 높은 현대인을 위해 식습관, 영양,
호르몬, 수면, 스트레스 등 다양한 요소를 종합적으로 관리하는 생
활 습관 프로그램을 개발했다. 이 프로그램은 일부 환자들의 호전
사례를 통해 알츠하이머병을 불치병으로만 여겨온 기존 인식을 흔
들며, 과학계와 의료계의 주목을 받고 있다[『알츠하이머병 종식을
위한 프로그램』(데일 브레든슨 지음, 청홍) 참고]

doctor's advice

✓ 인지는 독립된 기능이 아니라 전신 상태의 반영이다.

✓ 채소 중심의 식습관과 건강한 생활 습관이 전신의 균형을 안정시킨다.

정신 건강에 도움이 되는 식사

딸이 중학생이었을 때, 같은 반에 심한 우울증으로 장기간 휴학 중인 아이가 있었다. 몇 개월째 학교에 나오지 못한다는 이야기를 들을 때마다 마음이 무척 아팠다. 예전에 존스 홉킨스 의과대학 소아정신과 지나영 교수의 강연에서 "몸이 아프면 마음을 강하게 먹으라고 할 수 있지만, 마음이 아프면 어떻게 힘을 내야 하나. 마음의 아픔은 정말 견디기 어렵다."라는 말을 들은 적이 있는데, 그때 큰 공감을 느꼈다.

미국정신의학회American Psychiatric Association, APA는 정신 건강이 우리의 생각과 감정, 행동 전반에 영향을 미치며, 궁극적으로 삶의 질을 결정한다고 설명한다.

스트레스가 일상이 된 시대

전 세계적으로 정신 질환이 늘고 있는 추세이며, 그중 가장 흔한 질환은 우울증과 불안 장애이다. 세계보건기구WHO에 따르면 우울증 환자는 약 2억 8,000만 명, 불안 장애 환자는 약 2억 6,400만 명에 달하며, 양극성 장애(약 4,500만 명)와 조현병(약 2,400만 명)이 그 뒤를 잇는다.

정신 질환 증가의 원인은 다양하지만, 빠른 기술 발전과 이에 따른 사회적 변화가 불안과 우울감을 높이는 것으로 분석된다. 또한 경제적 불안정과 경쟁 심화가 지속적인 스트레스를 유발하며, 이러한 스트레스는 우울증, 불안 장애, 수면 장애, 강박 장애 등 다양한 정신 질환과 관련이 있다.

스트레스는 신체적 질환뿐만 아니라 정신적 질환을 일으키는 중요한 요인 중 하나이다. 스트레스 호르몬은 위험으로부터 신체를 보호하는 역할을 하지만, 과도하게 분비될 경우 면역력 저하, 뇌 기능 저하, 감정 조절 장애를 초래한다.

스트레스는 거의 모든 정신 질환과 연결되어 있는데, 대표적인 예가 외상 후 스트레스 장애Post-Traumatic Stress Disorder, PTSD다. 외상 후 스트레스 장애는 극심한 스트레스를 경험한 후 발생하며, 정신적 고통뿐만 아니라 불면증, 두통, 소화 장애 등 신체적 증상도 동반할 수 있다. 이는 강한 스트레스가 신체와 정신에 미치는 영향을 비교적 단기간 안에 인과 관계로 보여주는 사례라고 할 수 있다.

미국 정신과 의사 토머스 홈스와 리처드 라헤는 생활 속 큰 스트레스가 정신과 신체에 미치는 영향을 인지하고, 이를 수치화하고자 생활 변화 스트레스 척도Social Readjustment Rating Scale, SRRS를 개발했다. 이 척도는 문화, 성격, 적응력 등의 한계가 있지만, 스트레스 사건을 평가하는 도구로 널리 사용된다.

SRRS에서 가장 큰 스트레스 점수인 100점은 배우자의 죽음이며, 이혼, 별거, 가까운 가족의 사망, 본인의 심각한 부상 또는 질병이 뒤를 잇는다.

생활 변화 스트레스 척도는 1년 동안의 생활 사건 점수를 합산하여 스트레스 정도를 평가한다. 150점 미만은 낮은 수준의 스트레스로 질병 발생과의 상관관계가 낮으며, 150~299점은 중간 정도의 스트레스로 질병 발생 가능성이 약간 증가한다. 300점 이상이면 높은 수준의 스트레스로, 질병 발생 위험이 80% 이상 증가할 수 있다.

크고 작은 스트레스는 자율 신경계 이상을 유발하며 교감 신경계를 활성화시키는데, 전형적인 증상으로 혈압, 맥박, 혈당 증가와 두통, 근육 긴장, 소화 불량 등이 나타난다.

몸과 마음은 하나다

1970년대까지 질병에 대한 관점은 주로 생의학적 모델Biomedical Model에 기반했다. 이 모델은 질병을 세균, 유전자, 신체 손상 등 생물학적 원인으로만 설명하며, 치료의 중심을 약물과 수술에 두었다. 그러나 시간이 지나면서 이런 접근만으로는 질병을 충분히 설명할 수 없다는 한계가 드러났다.

이에 미국 정신과 의사 조지 엥겔George Engel은 생의학적 모델을 확장하여 생물·심리·사회 모델biopsychosocial model을 제안했다. 이 모델은 질병의 원인을 생물학적·심리적·사회적 요인을 모두 고려하여 보는 접근으로, 질병 이해와 치료에 새로운 시각을 제공했다.

생물·심리·사회 모델에서는 생물학적 요인으로 유전적 요인, 신체 건강 상태, 뇌 구조와 기능, 질병 원인 등이 포함된다. 당뇨병, 암과 같은 신체 질환뿐 아니라 조현병, 양극성 장애 같은 정신 질환도 가족력의 영향을 받는다.

신체 건강은 면역계, 내분비계, 신경계, 호르몬 균형이 중요하다. 뇌의 해마, 편도체, 전두엽은 감정과 기억을 담당한다. 또한 세로토닌, 도파민 등 신경 전달 물질 변화는 기분과 스트레스 반응에 직접적인 영향을 미친다. 나아가 세균이나 바이러스 감염은 단순히 신체 질환에 그치지 않고, 우울과 불안 같은 정신 건강에도 부정적 영향을 줄 수 있다.

심리적 요인은 정신 건강 상태, 감정 조절 능력, 인지적 신념과 태도, 스트레스 관리 능력 등을 포함한다. 정신 건강은 신체 질환과 밀접히 연관된다. 예를 들어 우울증은 면역력을 떨어뜨리고 신체 활동을 저하시키는 반면, 긍정적 감정은 질병 경과와 예후에 유리하다.

또한 환자가 약효를 신뢰하는 정도는 플라시보 효과placebo effect로 나타나듯, 건강과 질병에 대한 신념도 실제 치료 효과에 영향을 미친다. 스트레스를 효과적으로 관리하면 신체적·정신적 건강 모두 개선된다.

사회적 요인에는 사회적 관계, 경제적 상황, 문화적 배경, 사회적 지원 체계 등이 포함된다. 가족이나 친구로부터 친밀한 지지를 받으면 스트레스가 줄고 회복 속도도 빨라진다. 반대로 빈곤이나 실업 등 불리한 경제 환경은 의료 서비스 접근을 어렵게 만들어 건강 관리에 큰 장애가 된다. 문화적 요인 또한 중요하다. 일부 문화권에서는 정신 질환을 개인의 나약함으로 해석해 치료 기회를 늦추기도 한다. 잘 갖춰진 의료보험과 사회적 지원 체계는 개인 건강 유지와 회복에 결정적 역할을 한다.

마음을 지키는 작은 습관들

정신 건강에 영향을 미치는 요인은 매우 다양하기 때문에 종합적인 생활 습관 관리가 필수적이다. 수면, 운동, 스트레스 관리, 사회적 관계, 식습관 등 모든 요소가 정신 건강과 밀접하게 연결되어 있으며, 건강한 생활 습관은 신체 건강에도 긍정적 영향을 준다.

규칙적이고 충분한 수면은 뇌 기능을 보호하고 유지하는 데 필수적이며, 수면 부족이나 불규칙한 수면은 우울, 불안 등의 증상을 악화시킬 수 있다. 현대인의 좌식 생활은 심혈관과 근육 건강을 저하시킬 뿐 아니라 뇌 혈류 감소로 집중력을 떨어뜨리고, 우울·불안과 같은 정신 건강 문제 위험을 높인다.

운동은 일부 우울증 환자에게 항우울제와 비슷한 효과를 제공한다는 연구 결과가 있으며, 꾸준한 운동은 단기적 개선이 없더라도 장기적으로 신체적·정신적 건강 모두에 도움을 준다. 유산소 운동은 세로토닌 분비를 촉진해 스트레스를 완화하고 기분을 안정시키며, 근력 운동은 신체 안정성을 높이고 자율 신경계 조절을 통해 스트레스 반응을 줄인다.

사회적 관계 역시 정신 건강에 큰 영향을 미친다. 어린 시절 양육 환경은 정서와 감정 발달에 결정적이며, 그 영향은 평생 지속된다. 친밀하고 지지적인 인간관계는 삶의 중요한 자원이 되어 우울·불안 증상을 완화하고, 치매 예방에도 긍정적 역할을 한다. 정서적 지지는 자존감을 높이고 자기 효능감을 강화하며, 질병이나 위기 상황에서 개인의 회복과 적응을 돕는 보호막 역할을 한다.

식습관 또한 정신 건강과 깊이 연결되어 있다. 정제 탄수화물과 당이 많은 음식은 혈당을 급격히 올렸다가 떨어뜨리며 불쾌감과 불안을 유발할 수 있다.

가공식품의 트랜스 지방은 신경 염증을 일으켜 우울증 위험을 높이며, 인공 감미료는 세로토닌 분비를 방해해 불안과 우울을 악화시킬 수 있다. 반대로 채소에 풍부한 미네랄과 항산화 물질은 스트레스 호르몬인 코르티솔 수치를 낮추고, 신경 전달 물질 균형을 유지하며, 뇌신경 염증을 줄여 정신 건강 유지에 중요한 역할을 한다.

하버드대학 정신의학과 교수 크리스토퍼 M. 팔머는 정신 질환과 신체 질환이 서로 긴밀히 연결되어 있음을 임상 경험을 통해 확인했다. 그는 정신 질환을 뇌세포 내 미토콘드리아 기능 이상과 관련된 대사 장애의 한 형태로 보아야 한다고 주장하며, 당뇨가 내분비 대사 문제에서 비롯되듯 정신 질환 또한 대사적 불균형에서 기인한다고 설명한다. 팔머 교수는 이러한 관점에서 정신 질환을 대사 장애 차원에서 접근해 치료하며 의미 있는 성과를 거두고 있다.[『브레인 에너지』(크리스토퍼 M. 팔머 지음, 심심) 참고]

doctor's advice

✓ 몸과 마음은 하나이기 때문에 식습관은 정신 건강과 깊이 연결되어 있다.

✓ 정제 탄수화물과 당이 많은 음식은 불쾌감과 불안을 유발할 수 있다.

✓ 가공식품의 트랜스 지방은 신경 염증을 일으켜 우울증 위험을 높이며, 인공 감미료는 세로토닌 분비를 방해해 불안과 우울을 악화시킬 수 있다.

정서적 안정에 도움이 되는 식사

"오늘 낮 기온은 33℃, 습도는 75%까지 올라가겠습니다. 이에 따라 전국 대부분 지역의 불쾌지수는 80을 넘겠습니다."

어느 여름날 일기예보를 들으며 문득, 불쾌지수처럼 우리의 정서와 감정도 '감정 지수'로 나타낼 수 있다면 얼마나 좋을까 생각했다. 그렇게 된다면 미리 마음의 준비를 하고, 대응 방법을 고민할 수도 있을 것 같다. 기온과 습도, 기압, 바람, 구름 같은 여러 기상 조건이 모여 오늘의 날씨를 만들어내듯, 수면, 식습관, 운동, 인간관계와 같은 생활 요소가 모여 오늘의 감정을 만든다.

우리가 타고난 마음의 색깔, 감정

정서적 안정emotional stability은 감정의 큰 기복 없이 균형 잡힌 마음 상태를 의미한다. 정서적 안정이 있는 사람은 스트레스 상황에서도 침착하고 회복력이 강하며, 긍정적인 감정을 잘 유지하는 한편, 부정적인 감정도 적절히 표현할 수 있다. 반대로 감정이 불안정하면 스트레스에 취약하고 침착하게 대응하기 어려우며, 때로는 충동적으로 결정을 내리거나 인간관계에서 불필요한 오해가 생기기도 한다. 따라서 신체적 건강과 정서석 안성은 평온한 삶을 지탱하는 두 축이라고 할 수 있다.

우리말 '시원섭섭하다'는 한 단어 안에 상반된 감정을 동시에 담아낸 표현으로, 오랫동안 해온 일을 마친 후 느끼는 홀가분함과 아쉬움을 함께 나타낸다. 아이의 졸업식에서 느끼는 뿌듯함과 서글픔처럼, 한순간에 여러 감정이 겹쳐 나타나는 경우도 있다.

감정은 단순히 하나로 규정하기 어렵고, 눈에 보이지 않으며, 학습으로 바로 습득되는 것도 아니어서 사물처럼 명확히 정의할 수 없다. 게다가 개인의 경험과 학습에 따라 같은 감정도 전혀 다르게 표현될 수 있다.

영화 〈인사이드 아웃〉에는 슬픔sadness, 기쁨joy, 두려움fear, 분노anger, 혐오disgust의 다섯 가지 감정 캐릭터가 등장한다. 영화 개봉 이후, 감정이 신체와 행동에 미치는 영향을 이해하는 데 도움이 되었다는 평가가 많았다.

눈에 보이지 않는 감정을 의인화함으로써 감정을 표현하는 데 어려움을 겪는 어린이와 청소년에게 특히 유익했으며, 두려움, 분노, 혐오와 같이 부정적이라고 인식되던 감정도 삶에 필요한 역할이 있다는 사실을 알게 해주는 계기가 되었다.

21세기 가장 영향력 있는 심리학자 중 한 명인 폴 에크만은 영화 〈인사이드 아웃〉의 자문을 맡았다. 그는 감정과 얼굴 표정의 연관성을 오랫동안 연구한 끝에 인간이 공통적으로 기쁨, 슬픔, 분노, 두려움, 혐오, 놀람의 6가지 기본 감정을 가지고 있으며, 이러한 감정 표현은 문화적 차이와 관계없이 타고난 것임을 증명했다.

또한 폴 에크만이 개발한 얼굴 행동 부호화 시스템Facial Action Coding System, FACS은 얼굴 근육의 움직임을 분석하여 심리학 연구나 거짓말 탐지 등에서도 활용된다.

미국의 심리학자이자 작가 대니얼 골먼은 기존의 지능 지수

Intelligence Quotient, IQ와는 다른 감성 지능 지수Emotional Intelligence Quotient, EQ와 사회 지능 지수Social Intelligence Quotient, SQ의 중요성을 강조하였다. 감성 지능은 자신의 감정을 인식하고 이해하며 조절하는 자기 인식, 자기 조절, 동기 부여, 공감, 사회적 기술 등을 포함하며, 사회 지능은 사회적 상황에서 타인을 이해하고 효과적으로 소통하는 능력을 포함한다. 이 두 가지 지능은 학습과 경험을 통해 지속적으로 발달할 수 있다.

장과 뇌, 감정을 잇는 두 축

뇌와 장이 연결되어 있다는 것은 일상 속에서 쉽게 경험할 수 있다. 예를 들어 중요한 발표나 시험 때 긴장이 되면 배가 아픈 경험을 하는데, 이는 스트레스를 받으면서 자율 신경계가 과활성화되어 장의 연동 운동에 영향을 주기 때문이다. 배가 고프면 짜증이 나는 사람들도 있는데, 장에서 분비되는 식욕 호르몬인 그렐린이 뇌에 신호를 보내 스트레스 반응을 증가시키기 때문이다. 반대로 기분이 좋을 때는 배도 편안하게 느껴지며, 장에서 생성되는 행복 호르몬 세로토닌이 기분과 소화에도 긍정적인 영향을 준다.

뇌와 장의 관계를 연구하는 과정에서 많은 새로운 사실이 밝혀졌다. 장뇌축Gut-Brain Axis, GBA은 장과 뇌가 밀접하게 상호 작용함을 나타내는 용어로, 뇌가 장을 조절하는 것뿐 아니라 장 또한 활발하게 뇌에 신호를 보내며 영향을 준다는 뜻이다.

뇌와 장을 연결하는 가장 중요한 신경은 미주 신경인데, 심호흡이나 명상 등으로 미주 신경이 활성화되면 장도 편안해짐을 느낄 수 있다. 반대로 장벽이 손상되면 염증 물질과 독소가 뇌로 이동해 염증을 유발할 수 있으며, 우울, 불안, 기억력 저하 등 뇌 질환의 위험을 높일 수 있다.

장과 뇌는 끊임없이 신호를 주고받기 때문에, 장의 상태는 감정과 정서에 직접적인 영향을 미친다. 실제로 과민성 대장 증후군, 크론병, 궤양성 대장염 등 염증성 장 질환이 있는 환자는 일반인보다 우울증과 불안 장애를 더 많이 경험한다. 위염, 위식도 역류 질환, 소화 불량 등의 위장 문제를 가진 사람들도 정서적 어려움을 자주 겪는다.

장이 건강하지 않으면 불편감과 불안함으로 스트레스를 받게 되고, 이로 인해 장 건강이 더욱 나빠지는 악순환이 발생한다. 따라서 장이 건강하면 정서적 안정에 도움을 주며, 면역 기능 강화에도 긍정적인 영향을 미친다.

뇌 질환이 있는 환자들은 장 관련 문제를 더욱 자주 경험한다. 뇌는 자율 신경계를 통해 장을 조절하는데, 파킨슨병, 뇌졸중, 치매 등은 자율 신경계 손상을 초래할 수 있다. 실제로 파킨슨병 환자의 80% 이상이 변비를 겪는 것으로 알려져 있다. 또한 자폐증이 있는 아이들 중 많은 수가 소화 문제를 경험하며, 장내 미생물 구성 역시 일반 아이들과 차이가 있다는 연구 결과가 있다.

장은 세로토닌, 도파민, GABA^{Gamma-Aminobutyric Acid}(γ-아미노낙산, 뇌에서 신경 흥분을 억제하여 안정과 이완, 불안 감소, 수면 유도에 관여하는 호르몬) 등 주요 신경 전달 물질의 생산 장소 중 하나로, 장 건강은 곧 감정과 밀접하게 연결되어 있다.

감정에 영향을 미치는 여러 요인

정제 탄수화물, 단순당, 트랜스 지방, 첨가물이 많은 현대인의 식단은 염증을 유발하며, 만성 신체 질환과 정신 질환뿐만 아니라 정서와 감정에도 큰 영향을 미친다.

달고 짜고 기름진 음식은 식욕을 자극하고, 식욕 중추에 영향을 주어 과식과 폭식을 유발한다. 특히 화가 나거나 슬프고 외로울 때 음식을 먹는 감정적 섭취는 먹는 순간에는 기분을 잠시 잊게 하지만, 식후에 밀려오는 자책감과 우울감, 체중 증가 등으로 상황을 오히려 악화시키기도 한다.

반대로 건강한 음식은 신체 기능 유지뿐 아니라 정서와 감정의 안정에도 중요하다. 가공식품은 도파민 분비를 촉진하여 뇌의 보상 시스템을 과도하게 자극하고, 채워지지 않는 갈망을 만든다.

채소 속 트립토판과 엽산은 행복 호르몬인 세로토닌 생성에 중요한 역할을 하고, 마그네슘은 이완 호르몬 GABA 생성을 촉진하며 스트레스 호르몬 수치를 낮추는 데 도움을 준다. 또한 채소의 항산화 성분은 뇌 염증을 줄여 감정 조절을 돕고, 혈당을 안정시켜 감정 기복을 완화하는 효과도 있다.

정서적 안정과 감정에 영향을 미치는 요인은 음식뿐만이 아니다. 많은 사람이 양치질을 충치와 잇몸 질환 예방에만 중요하다고 생각하지만, 실제로는 신체 감염을 예방하고 건강을 유지하는 데도 필수적이다.

입을 통해 들어온 세균은 혈류를 타고 심장, 뇌, 폐, 신장, 관절, 위장 등 다양한 기관에 영향을 줄 수 있으며, 심부전, 심장판막 질환, 스텐트 시술을 받은 환자들은 치과 치료 시 세균 감염 위험이 높아 예방적 항생제가 필요할 수 있다. 구강 건강이 좋지 않은 사람은 치매 발생 위험도 높다는 연구가 있으며, 뇌 염증은 기분과 감정에도 영향을 준다.

현대인은 과거에 비해 자연과 함께하는 시간이 크게 줄었지만, 자연 속에서 보내는 시간은 불안감과 우울감을 줄이는 데 도움이 된다. 낮 동인 충분히 햇빛을 빈으면 비타민 D가 생성되어 행복 호르몬 세로토닌 분비가 촉진되고, 수면 호르몬 멜라토닌 분비가 조절되어 숙면을 돕는다.

겨울에는 햇빛 부족으로 세로토닌 분비가 줄어 우울감이 증가해 계절성 우울증Seasonal Affective Disorder, SAD이 나타나기 쉽다. 북유럽에서는 이를 잘 알고 많은 사람이 해가 뜨면 야외 활동을 한다. 실제로 매일 야외 활동을 하거나 햇빛을 충분히 받는 것만으로도 우울감 완화에 큰 도움이 된다.

영양이 뇌 건강과 감정 조절에 중요한 역할을 한다는 사실이 알려지면서, 영양 정신의학Nutritional Psychiatry이 주목받기 시작했다. 미국 정신과 의사 우마 나이두 박사는 본인의 유방암 치료 과정에서 건강한 식단의 중요성을 경험하고 이를 널리 알리고자 했다. 전문 요리와 영양 과정을 수료한 후, 미국 최초로 종합병원에서 영양 및 생활 정신의학 프로그램을 개설했다.

나이두 박사는 가공식품, 설탕, 밀가루에 포함된 글루텐과 나쁜 지방은 염증을 유발할 수 있으며, 반대로 채소, 과일, 오메가-3가 풍부한 생선, 견과류 등은 정신 건강에 긍정적인 영향을 준다고 설명한다[『미라클 브레인 푸드』(우마 나이두 지음, 김지혜 옮김, 북라이프) 참고].

doctor's advice

✓ 장과 뇌는 연결되어 있어 뇌가 장을 조절할 뿐 아니라 장 또한 활발하게 뇌에 신호를 보내며 영향을 준다.

✓ 장과 뇌는 끊임없이 신호를 주고받기 때문에, 장의 상태도 우리의 감정과 정서에 영향을 미친다.

✓ 과민성 대장 증후군 등 염증성 장 질환이 있는 환자는 일반인보다 우울증과 불안 장애를 더 자주 경험한다.

수면의 질을 높이는 해독 습관

해외 출장을 자주 다니는 지인은 출장의 가장 큰 어려움으로 시차로 인한 수면 문제를 꼽으며, 늘 같은 시각에 자는 것이 큰 복이라고 했다. 사실 시차뿐만 아니라 교대 근무자나 야근이 잦은 직장인 중에도 수면 부족과 건강을 걱정하는 사람들이 적지 않다. 몸이 고단해 침대에 누웠는데 머리는 멀쩡하게 깨어 있어 뒤척이다가 결국 휴대폰을 집어 들고, 그러다 일어나 버린 경험을 해본 적이 있는 사람은 공감할 일이다.

우리는 흔히 수면 문제를 마음의 문제로만 여기는 경우가 많지만, 최근 연구들은 식사와 수면 사이에도 밀접한 관계가 있음을 보여 준다.

수면은 최고의 회복 시간

갱년기의 불규칙한 수면을 겪으면서 '잠이 보약'이라는 말을 점점 실감하게 된다. 체력 저하를 실감하게 되는 인생 후반기에는 잠은 충분히 자고, 밥은 적게 먹는 것이 건강의 비결이 아닌가 싶다.

전 세계 성인의 10~30%가 불면증을 경험하는 것으로 알려져 있는데, 잠이 들기 어렵거나 자주 깨거나 새벽에 일찍 깨는 등의 불충분한 수면은 낮 시간의 활동에도 영향을 미친다.

한 지인은 불면증으로 수면 클리닉을 찾았는데, 환자가 무척 많아 놀랐다고 했다. 그 후 수면 무호흡증을 진단받고 양압기를 착용한 후 오랜만에 꿀잠을 자고 행복해했다.

MBC 〈나 혼자 산다〉에서 한 출연자가 수면 클리닉에서 하룻밤을 보내는 장면을 볼 수 있었는데, 이때 시행하는 대표적인 검사가 다원 검사Polysomnography, PSG이다.

다원 검사는 수면 종합검진으로, 가정집처럼 꾸며진 검사실에서 머리, 얼굴, 가슴, 다리 등에 작은 센서를 부착하고 잠을 자면서 뇌파, 심장, 호흡, 근육 활동 등을 기록한다.

뇌파Electroencephalography, EEG는 수면의 깊이를 알려주며, 느린 뇌

파는 깊은 수면, 빠른 뇌파는 꿈을 꾸는 렘수면 상태를 나타낸다. 눈 움직임Electrooculography, EOG과 턱·다리 근전도Electromyography, EMG를 통해 렘수면 여부와 수면 중 움직임도 확인할 수 있다.

호흡 센서와 가슴·복부 벨트는 숨이 고르게 이어지는지, 무호흡·저호흡이 나타나는지를 보여주며, 산소포화도 측정기는 혈액 속 산소 수치를, 심전도Electrocardiography, ECG는 심장 박동 이상 여부를 체크한다. 이러한 검사를 통해 수면의 각 단계에서 문제가 발생했는지, 호흡이 얼마나 자주 끊겼는지, 깊은 잠과 렘수면이 충분했는지 알 수 있으며, 불면증, 수면 무호흡증, 주기적 사지 운동 장애, 렘수면 행동 장애 등도 정확히 진단할 수 있다.

다원 검사는 질환이 의심될 경우 건강보험이 적용되지만, 불면증만 있을 경우는 보험 적용이 어렵다. 따라서 의심 증상이 있다면 먼저 전문의 상담을 통해 보험 적용 여부를 확인하는 것이 좋다.

수면 부족은 신체적·정신적 건강에 치명적인 영향을 미친다. 지금까지 가장 오래 잠을 자지 않은 기록은 11일 25분으로, 1989년 이후 기네스 세계 기록 측은 안전상의 이유로 수면 박탈 기록을 폐지했다.

불충분한 수면은 개인의 건강을 넘어 사회적 재난으로 이어지기도 한다. 대표적인 사례가 1986년 체르노빌 원전 사고로, 당시 야간 근무자들의 피로와 수면 부족으로 인한 판단 오류와 안전 절차 미준수, 설계 결함이 겹치면서 결국 원자로 폭발로 이어졌다. 이후 국제 원자력기구IAEA를 비롯한 각국 기관은 원전 근무자의 교대 근무 체계와 휴식 보장을 강화했으며, 항공, 철도, 트럭, 버스 등 교통·운송 업종에서도 근무 시간과 휴식 의무를 규정하는 법과 제도가 지속적으로 보완되고 있다.

수면 부족이 일상이 된 시대

우리 몸에는 약 24시간 주기로 변화하는 생체 리듬circadian rhythm이 존재한다. 이 리듬은 뇌의 시상하부에서 빛을 감지해 활동과 휴식의 주기를 조절한다. 낮에는 빛의 자극을 받아 활동적으로 움직이고, 밤에는 빛이 사라지면서 몸이 휴식을 준비하도록 설계되어 있다.

이에 따라 신체는 특정 호르몬을 분비하는데, 아침에는 코르티솔이 증가해 몸이 활동할 준비를 하고, 저녁에는 수면 호르몬인 멜라토닌이 분비되어 자연스럽게 잠들 수 있도록 돕는다. 결국 생체 리듬에 맞춰 생활하는 것이 신체와 정신 건강을 지키는 데 중요하다.

그러나 현대인의 생활은 밤에도 인공적인 빛에 지속적으로 노출되기 때문에 생체 리듬에 맞추어 살아가기가 쉽지 않다. 야근, 교대 근무, 늦은 공부 등으로 수면 패턴은 쉽게 불규칙해지고, 늦은 회식이나 야식 습관은 비만과 수면 장애로 이어질 수 있다. 여기에 스트레스, 과식, 과음까지 더해지면 숙면을 취하지 못해 다음 날 피로와 집중력 저하를 겪게 된다. 이를 만회하려고 커피나 에너지 음료를 과도하게 섭취하면 일시적으로는 각성이 가능하지만, 오히려 수면의 질을 떨어뜨려 악순환을 만들 수 있다.

한 지인은 몸이 아파서 휴가를 냈는데, 계속 누워 있는 것이 지겨워 넷플릭스를 켰다가 밤을 꼬박 새웠다고 했다. 우연히 한 드라마를 보았는데, 다음 이야기가 궁금해서 결말까지 보게 된 것이었다. 당연히 몸 상태는 더 안 좋아졌고, 휴가의 의미는 퇴색되고 말았다. 지인은 "아플 때 넷플릭스를 보는 것은 매우 신중해야 한다."는 조언을 해주었다.

요즘 사람들에게 수면 부족의 가장 현실적인 원인 중 하나가 OTTOver The Top(인터넷 기반 TV)이며, 시청 시간을 지혜롭게 배분하는 것이 필요하다.

수면의 양과 질이 떨어지는 불면증은 신체와 정신 건강 모두에 부정적인 영향을 미친다. 충분한 잠은 면역력을 높여주지만, 부족할 경우 감염에 쉽게 노출된다. 또한 수면 부족은 스트레스 호르몬인 코르티솔 분비를 증가시켜 혈압을 올리고, 인슐린 저항성을 높여 비만과 당뇨병 같은 대사 질환 위험을 높인다. 아울러 위장 기능이 약화되어 소화 장애가 발생하고, 상처 치유와 세포 재생 속도도 느려진다.

무엇보다 수면이 부족하면 스트레스에 대한 내성이 떨어지고, 감정을 조절하는 뇌 기능까지 저하되어 정신적 안정에도 큰 영향을 미친다.

숙면을 부르는 생활 습관

뇌 기능을 보존하기 위해 적절한 수면 시간은 필수적이며, 연령에 따라 다르지만 일반적으로 7~9시간이 권장된다. 수면 부족은 경도 인지 장애Mild Cognitive Impairment, MCI와 알츠하이머병 발병 위험을 높일 수 있다는 연구 결과도 있다. 경도 인지 장애는 정상 노화와 알츠하이머 치매의 중간 단계에 해당한다.

우리가 자는 동안 뇌에서는 낮 동안 수집된 정보가 정리되고 기억으로 저장되며, 신경 세포가 회복된다. 또한 뇌세포의 노폐물은 뇌와 척수에 있는 글림프 시스템Glymphatic System을 통해 제거되며, 이 과정은 깊은 수면 중에 활발히 이루어진다. 알츠하이머 치매와 관련된 베타 아밀로이드와 타우 단백질 역시 이때 제거되므로 충분한 수면은 삶의 질과 직결된다.

수면의 질에 영향을 미치는 중요한 요인 중 하나는 식습관이다. 잠들기 전의 야식은 특히 좋지 않다. 기름진 음식은 소화 시간이 길어 위장에 부담을 주고, 위산 분비를 증가시켜 자는 동안 역류하면 속쓰림을 일으켜 수면의 질을 떨어뜨릴 수 있다.

매운 음식도 위산 분비를 촉진해 위장 불편을 유발하며, 단 음식은 혈당 스파이크를 일으켜 수면 중 각성을 유발할 수 있다. 카페인은 수면 호르몬인 멜라토닌 분비를 억제하고, 알코올은 수면 유도 효과가 있으나 수면 후반부에 각성을 일으킨다. 따라서 저녁 식사는 소화 기관에 부담이 되지 않도록 자극적이지 않은 가벼운 음식으로 하는 것이 좋다.

채소에 포함된 다양한 성분은 수면의 질을 높이는 데 중요한 역할을 한다. 특히 장에서 생성되는 세로토닌은 수면 호르몬인 멜라토닌의 전구물질인데, 채소는 세로토닌 합성을 촉진해 숙면을 돕는다. 일부 채소에는 소량의 멜라토닌이 직접 포함되어 있으며, 풍부한 식이 섬유는 혈중 트립토판을 조절하고, 마그네슘은 신경계를 안정시켜 긴장을 완화함으로써 수면을 돕는다.

또한 채소는 소화가 잘되어 야간 위장 불편을 줄여주고, 간 건강을 지켜 수면의 질을 높이는 데도 효과적이다. 간은 멜라토닌 대사에 중요한 역할을 하며, 기능이 저하되면 수면 장애가 나타날 수 있다. 채소의 항산화 성분과 해독 작용은 간을 보호하고 회복을 도와 수면 환경을 개선한다.

쾌적한 수면을 위해서는 의식적인 노력이 필요하다. 매일 같은 시간에 자고 깨는 습관을 들이는 것이 좋다. 자기 직전의 강한 운동은 각성을 유발할 수 있지만, 가벼운 스트레칭이나 요가는 수면에 도움이 된다. 따뜻한 샤워는 잠들기 1~2시간 전에 끝내고, 조명을 어둡게 하고, 전자기기 사용을 줄이면서 서서히 잠자리에 들 준비를 하는 것이 바람직하다.

수면에 적당한 실내 온도는 18~22°C이며, 자기 전 책을 읽는다면 흥분되는 스토리는 피하는 것이 좋다. 편안한 잠옷, 심호흡, 복식호흡, 명상, 일기 쓰기 등 이완 기법도 도움이 되며, 낮 동안 충분히 햇빛을 쬐면 생체 리듬이 조절되어 밤에 쉽게 잠들 수 있다.

세계적인 신경과학자이자 수면 전문가인 매슈 워커 박사는 수면이 건강과 삶에서 얼마나 중요한지 늘 강조한다. 얼핏 낭비처럼 보이는 수면 시간은 사실상 뇌와 신체가 회복되고 충전되는 필수 과정이다.

워커 박사는 수면이 건강과 삶의 질에 가장 큰 영향을 미치며, 건강한 신체와 정신을 유지하는 데 반드시 필요하다고 말한다. 또한 불면증에는 규칙적인 운동과 불안을 잠재우는 명상, 마음 챙김 등이 도움이 된다고 조언한다[『우리는 왜 잠을 자야 할까』(매슈 워커 지음, 열린책들) 참고].

doctor's advice

✓ 수면 중에는 해독과 회복이 집중적으로 이루어진다.

✓ 저녁을 과하게 먹으면 수면 중 진행되는 해독과 회복 과정이 방해받기 쉽다.

5장

채소 해독식으로
평생 건강을 유지하자

매일의 채소가 내 몸을 바꾼다

몇 년 전, 독신인 선배와 식당에서 밥을 먹다가 우연히 채소 섭취에 대한 이야기가 나왔다. 선배는 주로 식당과 배달 앱을 이용하는데, 부모님과 함께 살 때와 비교해 하루에 먹는 채소의 양이 매우 적다는 사실을 깨닫고 충격을 받았다고 했다. 그러면서 "우리가 먹은 것이 그대로 내려가 우리의 몸이 된다."라는 인상적인 말을 남겼다.

미국의 영양학자 헤더 모건Heather Morgan은 "당신이 먹고 마시는 모든 순간은 병을 키우거나, 병과 싸우는 일이다.Every time you eat or drink, you are either feeding disease or fighting it."라고 강조한다. 그녀는 'Heather Cooks With Veggies'라는 웹사이트를 운영하며 건강한 식습관의 중요성을 널리 알리고 있다.

해독은 식탁 위에서 시작된다

2024년에 방영된 KBS 다큐멘터리 〈나물의 민족—이탈리아로 간 나물의 민족 "니들이 나물 맛을 알아?"〉에서는 다양한 나물 요리에 반한 이탈리아 출신 미슐랭 셰프 파브리치오 페라리Fabrizio Ferrari가 등장한다.

한국의 나물 요리를 접한 파브리치오는 자신이 나물 요리를 배웠던 충북 단양 한드미 마을의 태순 할머니와 선진 할머니를 데리고 자신의 고향 이탈리아로 간다. 할머니들과 함께 이탈리아 산에서 나는 나물 재료로 이탈리아식 나물 무침, 취나물 무침, 쑥버무리를 만들어 현지인들에게 대접하며 흥겹게 식사하는 장면이 방영되었다.

한식은 채소 해독식에 매우 유리하다. 나물, 김치, 조림 등 다양한 반찬을 통해 여러 가지 채소를 섭취할 수 있으며, 조리 방식도 기름에 튀기기보다 데치고 무치고 볶고 끓이는 방식이 많다. 또한 김치, 된장, 고추장, 청국장 등 전통 발효 음식은 장내 유익균의 먹이가 되어 장 건강에도 도움을 준다.

계절별로 나는 식재료를 충분히 활용하는 것도 특징이다. 예를 들어 봄에는 쑥과 냉이를, 여름에는 열무와 오이를, 가을에는 연근과 무를, 겨울에는 우엉과 시래기를 섭취하며, 밥과 국, 반찬으로 구성된 식단으로 영양의 균형을 이루었다.

서울대학교병원 내분비대사내과 조영민 교수에 따르면, 환자들이 혈당이 오르는 음식을 묻는다면 외식을 꼽는다. 사람들이 선호하는 음식은 달고 짜고 기름진 맛인데, 때로는 매운맛을 중화하기 위해 단맛을 추가하기도 한다. 흔히 '단짠'이라고 부르는 이런 맛은 당뇨와 고혈압의 위험을 높인다.

입으로 들어온 음식은 분해되어 온몸을 순환하며, 눈에 띄는 증상이 나타나기 전에도 몸속에서는 이미 변화가 시작된다. 따라서 특정 질병이 없더라도 음식과 질병을 연관 지어 생각하는 습관은 건강을 지키는 데 유익하다.

우리는 매 끼니 식사에서 독이 되는 음식을 선택할 수도 있고, 해독이 되는 음식을 선택할 수도 있다. 어떤 음식을 선택하느냐는 자유지만, 그 결과로부터 결코 자유로울 수는 없다.

개인 차이는 있지만, 정제 탄수화물과 각종 첨가물이 많은 가공식품을 많이 섭취하면 만성 질환의 위험이 커진다. 반대로 채소 중심의 식사를 하면 자연의 맛에 민감해지고 자극적인 음식에 대한 의존도가 낮아지며, 만성 질환도 예방된다. 우리가 선택한 수많은 음식이 쌓여 결국 삶의 질을 결정하게 된다.

몸과 마음 그리고 삶의 균형을 되찾는 식사법

건강은 신체적, 경제적, 정신적, 사회적 자립의 기초이며, 건강이 무너지면 모든 자립이 위태로워진다. 신체적 자립은 자신의 몸을 스스로 돌볼 수 있는 능력으로, 일상생활을 건강하게 수행할 수 있다면 그것만으로도 감사한 삶이다.

우리가 먹는 음식은 단순히 건강이나 만성 질환과 관련될 뿐만 아니라 감정과 정서, 삶의 관점까지 바꿀 수 있다. 예부터 음식은 마음 챙김의 도구였고, 더 나아가 자연과의 관계를 돌아보게 하는 수단이 되기도 했다.

암 환자로 정기 검진을 하는 한 친구는 "암 환자든 아니든 50세가 넘으면 항암 식단을 해야 한다."고 말했다.

나이가 들면서 세포는 노화하고 돌연변이 위험이 증가하며 면역력은 저하된다. 호르몬 변화와 함께 호르몬 관련 암 발생도 늘어나고, 대사 질환과 만성 염증도 동반되면서 건강 관리가 점점 어려워진다. 젊은 층에서도 암, 당뇨병, 고혈압 등 만성 질환이 증가하면서, 건강한 식단의 필요성과 실천이 더욱 강조되고 있다.

채소 해독식은 세포의 산화 스트레스를 줄이고 면역력을 높이며 염증을 억제하는 식습관이다. 매 끼니 채소를 충분히 섭취하고, 가공식품과 정제 탄수화물은 최소화한다. 동물성 단백질보다 식물성 단백질을 섭취하고, 올리브유·들기름 등 좋은 지방을 활용하며, 염분·당류·알코올은 최대한 제한한다.

소식과 규칙적인 식사, 제철·지역 식재료를 인공 조미료나 첨가물이 적은 방식으로 단순하게 조리하는 습관은 건강 수명을 연장시키고, 몸속 독소를 서서히 배출하며 전반적인 건강 회복에 중요한 역할을 한다.

건강한 식사는 단순한 식단을 넘어 자신을 존중하고 삶을 돌보는 생활 방식이다. 중요한 가치에 집중하며 매일을 단정하고 균형 있게 살아가도록 돕는다. 한 끼를 '때우는 것'이 아니라 '챙기는 것'에서 진정한 자기 돌봄이 시작된다.

출근길 편의점 삼각김밥, 급히 배달시킨 점심, 피로에 밀린 저녁처럼 허겁지겁 끼니를 마무리하는 풍경이 흔하지만, 한 끼를 챙긴다는 것은 먼저 몸의 소리에 귀를 기울이는 일이다. 우리의 몸은 매일 해독과 회복을 반복하지만, 그 과정은 섭취하는 음식의 질과 속도에 따라 크게 달라진다.

이제는 세계적인 트렌드가 된 건강한 식사

나라마다 식습관과 문화는 다르지만 신선한 음식을 통해 건강을 유지하려는 마음은 비슷하다. 미국심장협회AHA와 미국영양학회AND 등 여러 기관은 식물성 식단이 심혈관 건강, 체중 조절, 당뇨 예방, 암 예방에 효과적이라고 강조한다.

건강을 위해 채소 섭취를 늘리려는 시도는 다양한 문화권에서 공통적으로 나타나며, 전통적인 식사에 영양 과학 지식이 더해지면서 좋은 식습관에 대한 관심과 실천도 늘어나고 있다.

일본의 전통 식단은 일즙삼채一汁三菜로, 국 1가지와 반찬 3가지로 구성되며 채소를 기본으로 한다. 국은 주로 된장국이나 맑은국이며, 세 가지 반찬은 생선, 두부, 콩류 중심의 주 반찬과 채소 중심의 두 가지 부 반찬으로 이루어진다.

'마고와야사시이まごわやさしい'는 건강한 식재료 7가지를 쉽게 외

우도록 만든 말로, 콩류豆(마메), 참깨·견과류胡麻(고마), 해조류わか
め(와카메), 채소野菜(야사이), 생선魚(사카나), 버섯류しいたけ(시이타
케), 뿌리채소いも(이모)로 구성된다.

이탈리아, 그리스, 스페인은 지중해식 식단의 대표 국가로, 신선
한 채소와 허브, 콩류, 통곡물, 올리브유를 활용한 건강한 식사가 풍
부하다. 덴마크의 뉴 노르딕 식단New Nordic Diet은 2004년 덴마크 세
프들과 영양학자들이 만들었으며, 지중해식 식단의 북유럽 버전으
로 불린다. 제철 채소, 통곡물, 뿌리채소, 견과류, 베리류가 기본이
된다.

인도는 아유르베다 철학에 따라 채소 중심의 식생활을 중시하고,
채소 커리와 렌틸콩, 강황, 생강, 커민 등 해독 효과가 있는 향신료를
다양하게 활용한다.

프랑스에서는 수프, 생채소 샐러드, 구운 채소 요리가 일상적이
며, 지역 시장에서 신선한 채소를 자주 구매한다. 미국에서는 플렉
시테리언flexitarian 식단이 점점 늘고 있는데, 플렉시테리언은 '유연한
채식'을 의미하며, 기본적으로 채소, 콩, 통곡물 중심으로 식사하지
만 상황에 따라 육류나 생선도 섭취한다. 완전 채식은 어렵지만, 지

속 가능한 건강한 식단으로 인기를 얻고 있다.

매일 식탁 위에 오르는 채소 한 접시는 가장 확실한 보약이다. 몸은 우리가 매일 섭취하는 것으로 천천히 만들어지고, 그 누적된 습관이 건강의 방향을 결정한다.

채소는 자연이 준 해독제이자 몸이 가장 편안히 받아들이는 치유제이다. 오늘 먹은 채소 한 접시는 내일의 컨디션을 만들고, 그다음 날의 활력을 이끌며, 그 효과는 느리지만 근본적이다.

doctor's advice

✓ 자연의 맛에 익숙해질수록 자극적인 맛에서 멀어진다.

✓ 입맛이 바뀌면 음식이 달라지고, 음식이 바뀌면 삶이 달라진다.

되도록 유기농 식재료를 선택하자

한 지인은 농약에 매우 예민하다. 마트에서 산 사과나 복숭아를 먹으면 얼굴이 금세 붉어지고, 혀가 아리며 두통까지 나타난다. 처음에는 체질 문제라 생각했지만, 병원에서는 농약 성분에 대한 과민반응일 가능성이 높다고 진단했다. 이후로 장을 볼 때는 유기농·무농약 표시를 반드시 확인한다. 비싸고 선택지가 제한적이더라도, 먹고 나서 몸이 편안한 것이 더 중요하기 때문이다.

"유기농 식재료를 선택하는 것은 내 몸에 맞는 안전한 방식을 선택하는 것"이라는 지인의 말이 깊이 남는다.

이제는 유기농이 필요한 시대다

농약, 제초제, 화학 비료는 일반 농산물 생산에서 흔히 사용되지만, 일부 사람들에게는 적은 양도 건강에 부담이 될 수 있다. 특히 아이, 노인, 임산부, 면역력이 약한 사람은 이러한 화학 물질에 더 민감할 수밖에 없다.

세계보건기구WHO와 다양한 연구에서도 장기간 농약에 노출될 경우 신경계 질환, 호르몬 교란, 심혈관 질환 위험이 높아질 수 있다고 경고한다. 가격은 나소 높지만, 유기농 식제료를 선택하는 것은 이러한 위험을 줄이는 동시에 유기농 농업을 지지하는 길이 된다.

산업 혁명 이전의 농업은 오늘날의 유기농과 유사했다. 가축 분뇨, 녹비 식물, 식물성 해충 기피제를 활용해 자연에 가까운 방식으로 농사를 지었다. 그러나 산업 혁명 이후 과학기술이 발전하면서 인공 비료와 합성 농약이 본격적으로 사용되기 시작했다.

20세기 중반에는 세계적인 식량 위기를 해결하기 위해 시작된 '녹색 혁명Green Revolution'이 농업사에 큰 전환점이 되었다. 이를 이끈 미국의 식물병리학자 노먼 볼로그는 병충해에 강하고 수확량이 높은 밀 품종을 개발해 '수많은 사람의 생명을 구한 과학자'로 평가받으며, 그 공로로 노벨 평화상을 수상했다.

녹색 혁명은 단기적으로 식량 부족 문제를 해결했지만, 장기적으로는 환경과 생태계에 심각한 영향을 미쳤다. 질소, 인산, 칼륨 성분이 반복 투입되면서 토양 성질이 변하고, 비료와 농약은 빗물에 씻겨 지하수와 하천을 오염시킨다.

잔류 농약을 장기적으로 섭취하면 내분비 교란, 알레르기, 발암 가능성이 높아지고, 화학 비료에 포함된 질산염은 일부 채소에서 체내 발암 물질인 N-니트로사민으로 전환될 수 있다. 농촌에서는 농약 살포 과정에서 피부 접촉, 흡입, 신경계 이상 등의 사고도 발생한다. 이처럼 화학 비료와 농약은 식탁과 몸, 나아가 생활 환경 전체에 영향을 미치는 중요한 요소다.

화학 농업의 부작용이 드러나면서 우리 사회에는 대안을 모색하려는 움직임이 일어났다. 대표적인 사례가 1980년대 시작된 한살림 운동이다. 한살림은 '생명을 살리는 소비'를 기치로 내걸고, 농약과 화학 비료 대신 자연의 순환을 따르는 농법을 지향했다. 이는 단순히 안전한 농산물을 공급하는 수준을 넘어 생산자와 소비자가 서로 신뢰하고 협력하는 생활협동조합의 형태로 발전하였다.

한살림은 밥상에서 생명을 존중하는 문화를 만들며, 먹거리 선택이 곧 환경과 공동체를 지키는 실천이 될 수 있음을 보여준다.

GMO 확산 시대, 점점 더 커지는 유기농의 의미

자연에는 존재하지 않았던 GMO^{Genetically Modified Organism}(유전자 변형 식품)는 주로 식량 문제를 해결하기 위해 개발되었다. 1950년 약 25억 명이었던 세계 인구는 2025년 약 80억 명 이상으로 급증했기 때문에, 유전자 조작을 통해 병충해에 강하고 제초제에도 견디는 작물을 만들려는 목적이었다.

예를 들어 곤충이 싫어하는 독성 유전자를 삽입하여 해충 피해를 줄인 BT^{Bacillus Thuringiensis} 옥수수, 잡초보다 생명력이 강해 제초제에도 살아남는 제초제 내성 콩을 개발하는 식이다. 대표적인 GMO 작물로는 옥수수, 콩, 면화, 유채, 쌀, 연어 등이 있다.

GMO는 단순히 수확량 증가에 그치지 않고 식품 기능 개선에도 활용됐다. 세계 최초 상업화된 GMO 토마토인 플레이버 세이버^{Flavr Savr}는 쉽게 무르지 않아 오래 보관할 수 있도록 개발되었으며, 비타민 A를 강화한 황금쌀^{Golden Rice}은 개발도상국 아동의 영양실조와

야맹증 문제를 해결하기 위해 개발됐다. 파파야Rainbow Papaya는 바이러스 감염으로 멸종 위기에 놓인 하와이 파파야 산업을 살리는 데 기여했다. 하지만 GMO의 안전성과 생태계에 대한 장기적 영향은 여전히 논란이 남아 있다.

유전자 변형 식품 산업은 오랫동안 소수의 글로벌 거대 농업 기업들이 독점해 왔다. 1996년 몬산토에서 제초제 내성 콩을 상업화한 이후 GMO는 본격적으로 확산되었고, 현재 미국, 브라질, 아르헨티나, 인도, 캐나다 등에서 대량 재배되고 있다. 한국은 GMO를 재배하지 않지만, 수입량은 세계 1~2위 수준이며, 주로 사료용과 가공식품용 콩·옥수수가 많다.

GMO 표시제는 원재료 중 GMO 함량이 3% 이상일 경우 의무 표시하지만, 정제된 식용유나 전분에는 표시가 제외되어 논란이 있다.

GMO에 대한 가장 큰 우려는 안전성이다. 자연에 존재하지 않는 방식으로 유전자가 조작되었기에, 장기 섭취에 따른 알레르기, 호르몬 교란, 항생제 내성, 발암 가능성 등 장기 연구가 충분하지 않다. 미국, 유럽, 일본, 한국 등 여러 나라의 유기농 인증 기준에는 대부분 GMO 사용 금지 조항이 포함되어 있다.

따라서 유기농 제품을 선택하는 것은 GMO를 피하는 효과적인 방법이 되며, 인간이 만든 GMO보다 자연 그대로의 식재료를 섭취하는 것이 건강을 지키는 가장 안전한 방법이 될 수 있다.

나와 이웃, 자연을 동시에 살리는 작지만 확실한 실천

미국의 환경 단체 EWGEnvironmental Working Group는 미국 농무부와 식품의약국Food and Drug Administration, FDA의 식품 검사 데이터를 분석해 매년 잔류 농약이 가장 많이 검출된 12가지 과일과 채소 목록을 발표한다. 이를 더티 다즌The Dirty Dozen이라고 하는데, 세척 후에도 농약이 남아 있는 경우가 많아 유기농으로 섭취할 것이 권장된다.

2024년 기준 더티 다즌 목록은 딸기, 시금치, 케일, 복숭아, 배, 포도, 파프리카·고추, 체리, 블루베리, 콩나물·녹두순, 사과, 토마토 순이었다. 농약의 유해성을 완전히 피하기는 어렵지만, 잔류 농약이 많은 채소부터 유기농으로 선택하는 것도 현명한 방법이다.

JYP엔터테인먼트 신사옥 구내식당은 유기농 식재료를 활용한 건강한 식단으로 잘 알려져 있다. 대표 박진영 씨는 과거 심한 아토피와 비염으로 고생한 경험이 있어 유기농 식사에 관심을 가지게 되었고, 자신의 건강을 유지하는 동시에 연습생과 직원들에게도 혜택을 주고자 매년 약 20억 원을 투자해 식당을 운영한다. 이 식당은 화학 조미료를 사용하지 않고도 맛있는 식사를 제공하며 직원들에게 큰 만족을 준다.

김탁환 소설가는 서울을 떠나 전남 곡성에서 직접 작물을 기르며 지냈고, 그 경험을 바탕으로 산문집 『섬진강 일기』를 썼다. 그는 이곳에서 미실란美實蘭 대표이자 과학자 농부인 이동현 박사와 함께 유기농 농사를 지으며 자연과 생명에 대해 깊이 생각하게 된다.

미실란은 '아름다운 열매를 맺는 난초처럼 정성스럽고 건강한 곡물'을 의미하며, 유기농 발아 현미를 중심으로 한 건강한 식문화를 보급하는 데 힘쓰고 있다.

유기농 농사를 짓는 농부들이 직접 운영하는 식당도 있다. 충북 충주의 '열명의농부 채식당'은 이름 그대로 유기농 농사를 짓는 열명의 농부가 운영하며, 재배한 채소와 곡물로 만든 한식 뷔페를 제공한다. 제철 식재료 중심으로 매일 메뉴가 달라지고, 가공식품과 첨가물 없이 천연 재료로 조리된다. 손님들은 음식 재료를 누가 길렀고 어떻게 자랐는지 직접 듣고 확인할 수 있다.

유기농은 나를 살리면서 자연과 조화로운 삶을 추구하는 방식이다. 농약과 화학 비료, 방부제, GMO 없이 재배된 유기농 채소는 호르몬 교란, 알레르기, 내분비계 독성 위험을 줄인다. 특히 성장기 아이, 임산부, 면역력이 약한 사람에게 중요한 선택이며, 유기농 식탁은 농부에 대한 존중과 자연과 음식에 대한 감사의 마음을 일깨운다. 생명을 중심에 둔 유기 농업은 땅, 물, 공기를 오염시키지 않으며, 다음 세대를 위한 책임 있는 소비이자 삶의 방식이다.

doctor's advice

✓ 식사는 소화와 대사, 면역 시스템이 매일 반복해서 감당해야 하는 노출이다.

✓ 유기농 식재료를 먹는 것은 소화와 대사, 면역 시스템의 부담을 덜어주는 실천이다.

제철 채소는 자연이 준 최고의 식재료

새로운 달이 되면 냉장고에 붙여둔 제철 음식 달력을 바꾸는 재미가 있다. 알록달록한 채소와 과일, 어패류 그림을 보며 '이번 달에는 이런 게 제철이구나' 하고 새삼 깨닫는다. 초등학생 쌍둥이를 키우는 남동생 집에도 선물해 주었는데, 쌍둥이들은 냉장고를 열 때마다 번갈아 가며 "이번 달에는 이걸 못 먹었다."고 야무지게 보고하는 바람에 제철 음식을 챙겨 먹게 되었다고 한다.

자연이 내어주는 식재료를 바라보면 신기하다는 생각이 절로 드는데, 계절의 변화와 자연이 내는 먹거리가 하나로 맞물려 돌아가기 때문이다.

계절이 보내는 선물, 제철 채소

계절은 풍경으로만 오는 것이 아니라 식탁 위에서 느낄 수 있는 계절의 맛으로도 찾아온다. 제철 채소는 햇빛과 바람, 물 등 계절의 기운을 머금고 자라며, 그 계절에 꼭 필요한 영양소를 우리에게 선물한다. 봄나물은 해독과 활력을 돕고, 여름 채소와 과일은 수분을 공급한다. 가을 식재료는 영양을 보충하고, 겨울 식재료는 면역력을 높인다.

밥상에서 계절을 느끼는 일은 자연과 조화를 이루며 사는 지혜다. 자연이 내는 본연의 건강한 맛에 익숙해지는 것은 각종 가공식품이 가져오는 부정적 결과로부터 스스로를 지키는 일이기도 하다. 또한 제철 채소와 친해진다는 것은 미각, 후각, 시각, 촉각 등 온몸으로 자연을 즐기는 일이기도 하다.

일본의 에세이스트이자 음식 칼럼니스트인 히라마쓰 요코의 책 『어른의 맛』(바다출판사) 중 「초봄의 맛」에는 이런 구절이 나온다.

"언제부터일까. 봄으로부터 쓴맛과 알싸한 맛을 원하게 된 것이. 어린 시절에는 먹고 싶다는 생각조차 전혀 해본 적 없었다. 그러기는커녕 산나물의 맛이라면 되도록 멀리하고 싶었다. 쌉쌀하고 알싸한 맛이 혀에서 어수선하게 날뛰었고, 뚜렷한 맛이라는 것도 없었다. 식탁에 산나물 접시가 늘어서 있어도 스스로 나서서 젓가락을 댈 마음은 들지 않았다. 그런데 해를 거듭하고 보니 싫기만 했던 그 맛이 입맛에 딱 들어맞게 되었다. 그렇게나 외면하고 있었는데 말이다.

초봄에 산과 들의 쓴맛과 알싸한 맛을 즐기기 시작하면 별안간 이곳저곳이 들썩인다. 곤히 잠들어 있던 것들이 부르르 몸을 떨며 일어난다. 생각해 보면 이상한 일이다. 혀끝으로 전달된 맛이 오장육부에 여운을 남기면 몸은 크게 기지개를 켜면서 각성하기 시작한다. 그러면 겨우내 고여 있던 물웅덩이가 쑤욱 내려간다.

중국 사람이 말했다. '봄이 오려고 할 때면 채소찜을 자주 먹으려고 해요. 별다른 간도 하지 않고 그저 찌기만 해요. 그러면 겨울을 나기 위해서 꾹꾹 비축해 두었던, 마치 에너지 같은 열기가 바깥으로 분출됩니다. 채소찜을 먹으면서 무거웠던 몸을 원래대로 되돌린다, 말하자면 그런 감각이에요.'

인간의 몸도 계절에 따라 변한다. 계절이 움직이면 몸도 따라 움직인다."

도예가 신경균의 책 『참꽃이 피면 바지락을 먹고』(브.레드)에는 계절의 식재료와 음식, 도자기 이야기가 서술되어 있다.

"장안요를 찾는 분들은 우리 집 상에 오른 음식들을 보며 감탄하지만 우리는 그저 때마다 땅과 바다에서 나는 것을 단순하게 조리해 수수한 집밥을 먹을 뿐이다. 우리 집 음식은 대단하거나 화려한 것이 아니고 그저 자연에 맞춘 것이다.

세월 따라 양념과 조리법이 달라져도, 절기를 맞춰 음식을 챙겨 먹는 본질은 그대로디. 제철에 나는 것은 풍성해 이웃과 지인들이 오가며 함께 먹기 좋다. 어울려 더불어 먹으면 더 맛있고, 푸근하다."

가족과 친구와 함께하는 계절 나눔은 풍요롭고 근사하다.

제철 채소와 친해지는 법

제철 채소는 단순히 계절에 맞춰 자라는 채소가 아니라 계절의 기운과 자연의 환경을 온전히 품고 자라 우리에게 꼭 필요한 영양소를 제공하는 생명체이다. 제철 채소를 이해하면 단순히 '먹는 음식'이 아니라 자연과 계절, 지역과 사람의 노력이 담긴 삶의 일부로 느껴진다.

제철 달력은 이러한 제철 식재료를 월별로 그림으로 정리해 보여줌으로써 부엌이나 냉장고에 붙여두면 신선하고 영양 있는 재료를 고르는 데 큰 도움을 준다. 아이들이 달력을 보며 자연스럽게 제철 채소와 친숙해지는 것은 식생활 교육으로도 이어진다. 『365일 제철 레시피 일력』처럼 디자인이 예쁘고 활용도가 높은 자료는 선물용으로도 좋다.

2024년 MBC 예능 프로그램 『대장이 반찬』에서는 배우 이장우와 아나운서 김대호가 전국을 돌며 제철 식재료를 직접 수확하고 요리하는 모습을 보여주었다. 첫 회에서는 진흙밭에서 연근을 캐고, 연근 물김치, 연근 멘보샤, 연근 디저트, 연근 추어탕까지 다양한 요리를 선보였다.

시청자는 산지에서 재료를 직접 수확하는 과정을 통해 식재료가 자연에서 자라 식탁까지 오는 과정을 이해하고, 제철 식재료에 친근감을 느낄 수 있었다. 또한 지역에서 나는 재료로 만든 향토 음식들을 접하며 요리의 세계를 넓히는 경험도 가능했다.

지역 특산물 축제나 요리 체험 프로그램도 제철 채소와 친해질 수 있는 좋은 기회다. 4월 말부터 5월 초까지 경기도 양평 용문산, 경북 영양, 강원도 태백, 홍천, 정선, 전남 화순 백아산 산채원 등에서 열리는 산나물 축제에서는 산지에서 자란 참나물, 취나물, 곰취, 두릅 등을 직접 구입하고 산나물 비빔밥이나 쌈밥 등 건강한 봄 요리를 맛볼 수 있다. 산나물 채취, 심기, 요리 교실 등 체험 프로그램을 통해 아이들과 함께 자연을 경험하며 봄을 즐기고 건강을 챙길 수 있다.

한식진흥원의 '신통방통 세시음식 만나기'와 같은 어린이 프로그램은 24절기와 제철 식재료를 함께 배우며, 전통 세시음식까지 경험하게 해 준다. 떡국, 진달래 화전, 송편, 팥죽처럼 절기와 연계된 음식은 제철 재료 활용뿐 아니라 우리 전통문화를 이해하고 체험하는 교육적 의미도 크다. 결국 제철 채소와 절기 음식은 단순한 먹거리를 넘어 건강과 자연, 문화가 연결된 생활 방식으로 자리 잡는다.

건강한 삶은 제철 채소에서 시작된다

우리는 가공식품으로 한 끼를 때우지 말고, 건강한 음식으로 한 끼를 챙겨야 한다. 맛과 영양이 풍부한 제철 채소로 만든 음식은 건강한 요리에 친숙해지는 계기가 되기도 한다.

봄에는 마늘대 피클, 두릅나물, 달래장, 냉이국, 쑥국, 여름에는 열무김치, 오이소박이, 가지무침, 가을에는 연근조림, 우엉조림, 겨울에는 김장김치, 호박죽 등 계절마다 차려지는 어머니들의 밥상에는 제철 음식의 지혜와 사랑이 가득하다.

하지만 요즘은 마트에서도 제철 나물을 찾기 쉽지 않다. 그렇기에 제철 채소와 나물을 더 많이 즐기는 일은 건강한 식탁을 지키는 동시에 전통을 자연스럽게 이어 가는 길이 된다.

한살림은 제철 식재료를 중심으로 공급하는 생활협동조합으로, 계절이 지난 식재료는 공급을 중단하는 경우가 많다. 다시 그 맛을 보려면 다음 해 같은 계절이 돌아올 때까지 기다려야 한다. 자연이 주는 시기에 따라 식재료를 누리고, 아쉬운 마음으로 보내며, 다시 만날 날을 기다리는 과정은 제철 식재료에 대한 애정을 키우고, 그 맛을 온전히 누리게 한다.

또한 Non-GMO, 토박이씨앗살림 운동, 생산지 방문, 가을걷이 체험, 일손 돕기, 제철 식재료 요리교실 등 다양한 활동을 통해 건강한 식생활의 중요성을 알린다.

제철 농산물 꾸러미의 정기 배송 서비스를 이용하면 장을 보지 않아도 영양소가 풍부한 제철 식재료로 간편하게 식사를 준비할 수 있다. 이 서비스는 소비자와 생산자를 직접 연결해 식재료의 출처를 분명히 하고 신뢰를 높이며, 농가의 안정적인 소득에도 도움을 준다. 꾸러미에는 간단한 조리법도 제공되어 새로운 요리를 배우는 기회가 되기도 한다.

제철 식재료는 지역에서 생산되어 운송 거리가 짧고, 저장이나 가공이 적어 탄소 배출을 줄이고 에너지 소비도 낮추므로 환경 보호에도 기여한다. 제철 농산물 꾸러미는 전국의 여러 단체와 지역에서 다양하게 운영된다. 대표적으로 한살림의 '설레임보따리', 전국여성농민회총연합의 '언니네텃밭', 제주 대정읍 무릉2리 마을기업의 '무릉외갓집' 등이 있다.

한살림은 경기도 팔당에서 갓 수확한 제철 노지 채소를 5월부터 11월까지 25주간 정기 배송하며, 2025년 기준 12년째 지속되고 있다. 언니네텃밭은 제철꾸러미, 1인꾸러미, 채식꾸러미, 요리뚝딱꾸러미, 제주고향꾸러미 등 다양한 식생활에 맞춰 구성된다. 제주 무릉외갓집은 농산물꾸러미, 과일꾸러미, 작은꾸러미 등으로 이루어져 있다.

한 사람이 먹는 음식에는 그 사람의 취향과 생각, 삶의 방식이 고스란히 담겨 있다. 사소해 보이는 식습관이 쌓여 중년 이후 건강으로 그 결과가 드러난다. 만성 질환과 그 합병증으로 노후를 보내게 된다면 남는 것은 후회와 아쉬움뿐일 것이다.

이제 계절을 따라 자연이 주는 건강한 음식을 먹으며 살아가자. 제철에 나는 채소로 계절을 느끼고, 풍족하게 자연을 즐기자. 제철 먹거리로 차려낸 밥상은 사랑과 정성 그리고 건강을 담은 돌봄의 또 다른 표현이라 할 수 있다.

제철 채소는 우리에게 풍성한 자연의 모습을 보여주고, 다채로운 맛과 향으로 기쁨을 안겨준다. 계절을 담은 밥상, 자연을 담은 밥상을 먹자.

doctor's advice

✓ 제철 채소는 계절의 기운을 온전히 품고 자라 우리에게 꼭 필요한 영양소를 제공하는 생명체이다.

✓ 제철 채소를 이해하면 자연과 계절, 지역과 사람의 노력이 담긴 삶을 느낄 수 있다.

✓ 제철 달력은 이러한 제철 식재료를 월별로 보여주어 신선하고 영양 있는 재료를 고르는 데 큰 도움을 준다.

채소 해독식의 알뜰한 실천법, 냉장고 파먹기

늘 깔끔한 친구가 언젠가 시골 할머니댁에 갔다가 냉동실을 열었는데, 검은 봉지가 폭탄처럼 떨어져 발등을 찧었다는 이야기를 한 적이 있다.

요즘 냉장고는 용량이 매우 커서 안쪽의 식재료는 바깥에서 잘 보이지 않는다. 때로는 필요한 식재료가 없는 것 같아 사서 넣으면 한참 뒤 냉동실 안쪽에서 같은 식재료가 발견되기도 한다. 냉장고 깊숙이 비닐에 쌓인 식재료를 꺼내 무엇인지, 언제 샀는지 알아내려고 애쓰는 순간에는 마치 고고학자가 미스터리한 유물을 발굴하는 듯한 긴장감마저 느껴진다.

냉장고 정리에서 시작하는 채소 해독식

오래전 본 TV 프로그램에서는 냉장고 정리가 안 되어 고민하는 한 가정에 '냉장고 속 음식으로만 한 달 살아보기' 도전을 제안했다. 그 결과, 냉장고 속 재료를 모두 소진하는 데 꼬박 한 달이 걸렸다.

식재료를 낭비 없이 활용하려면 냉장고 정리가 필수다. 가장 먼저 할 일은 오래된 식재료를 확인하고 버리는 것인데, 하루를 정해 한 칸씩 나누어 하는 방법도 좋다. 냉장고 속 채소는 상하기 쉬우므로 자주 상태를 확인하고 색이나 냄새가 변하면 즉시 정리하며, 빨리 먹어야 할 식품은 눈에 잘 띄는 위쪽 칸에 두어 구별하면 음식 낭비를 줄일 수 있다.

청결도 중요하다. 채소에 묻은 흙이나 수분이 주변을 오염시킬 수 있고, 세균 번식의 원인이 되므로 정기적으로 청소해야 한다. 예를 들어 '매달 첫 주 토요일'을 냉장고 청소일로 정해 두면 꾸준히 관리하기 편리하다.

선반과 서랍은 분리해 미지근한 물과 중성세제로 세척한 뒤 완전히 건조시켜 넣고, 손이 닿는 손잡이도 자주 닦는다. 대청소 시에는 전원을 뽑고 뒤쪽 열교환기와 팬 모터에 쌓인 먼지를 진공청소기나 부드러운 브러시로 제거하면 열 방출과 고장 예방에 도움이 된다.

냉장실과 냉동실의 식재료 보관 칸을 미리 지정해 두면 꺼낼 때나 요리할 때 훨씬 편리하다. "옷이 많아도 막상 입을 옷이 없다."는 말처럼, 식재료로 가득 찬 냉장고도 막상 먹을 것이 없는 느낌이 들기 쉽다.

냉장고를 정리하는 특별한 방법은 달리 없다. 있는 재료를 최대한 활용하고 다 먹기 전까지 새로 채우지 않으면 된다. 투명 용기에 담고 라벨로 식품명과 소비 기한을 적어두면 사용하기 편리하다. 요즘은 정리와 청소를 해주는 출장 서비스도 있지만, 습관이 들지 않으면 식재료는 다시 냉장고 안으로 밀려오기 마련이다.

채소는 냉장실에 보관하더라도 시간이 지날수록 영양소가 서서히 손실되므로 구입 후 가능한 빨리 소비하는 것이 좋다. 부득이하게 오래 보관할 경우, 자르지 않고 통째로 두거나 손질 후 냉동 보관하는 것이 좋다.

간편한 배달 음식과 외식 문화 속에서 '냉장고 파먹기'는 예전만큼 주목받지 못하지만, 여전히 실용적인 생활의 지혜다. 건강하고 효율적인 식생활의 중심에는 냉장고 파먹기가 있다.

식재료 낭비를 줄이는 냉장고 시스템 만들기

어렸을 때 집에 있던 작은 냉장고가 기억난다. 냉동실 칸이 작아 아이스크림을 많이 넣으면 꽉 찼고, 반찬은 매일 장을 봐서 준비했기 때문에 큰 용량이 필요하지 않았다. 그러나 지금은 냉장고 용량이 그때보다 4배 이상 커져 식재료의 위치를 파악하는 일이 훨씬 어려워졌다.

오늘 먹을 메뉴를 쉽게 결정하려면 냉장고 속 식재료를 한눈에 확인할 수 있어야 한다. 이를 위해 '장보기 → 냉장 보관 → 요리'까지 이어지는 자신만의 원칙을 만드는 것이 좋다. 사람마다 좋아하는 채소와 음식, 생활 패턴이 다르므로 자신에게 맞는 방법으로 유연하게 시도해 가장 적합한 방법을 찾는 것이 중요하다.

낭비 없는 식재료 활용은 장보기에서부터 시작된다. 막연히 필요할 것 같아 사는 것이 아니라 어떤 요리에 쓸지 미리 계획하고 구입해야 채소를 효과적으로 활용할 수 있다. 활용 계획이 떠오르지 않는 식재료는 사지 않는 것이 낫다.

채소의 냉장 보관 기간은 잎채소와 오이가 3~5일, 피망 등은 약 1주일, 당근은 1~2주 정도로, 가능한 한 빨리 소비하는 것이 좋다.

여러 곳에서 받은 음식이나 식재료는 바로 먹거나 이웃, 지인과 나누는 것이 바람직하다. 지금 먹지 않는 음식은 나중에도 먹지 않을 가능성이 높기 때문이다.

냉장고 문에 화이트보드나 포스트잇을 붙여 안의 식재료를 기록해 두면 한눈에 파악하기 편하다. 사용한 재료에는 줄을 그어 지워 나가면 된다.

냉장고는 식재료를 보관하는 공간일 뿐만 아니라 가족 간 소통의 도구로도 활용할 수 있다. 먹고 싶은 메뉴나 필요한 재료를 적어두면 요리하는 사람이 식재료를 효율적으로 활용할 수 있다. 제철 달력을 붙여두면 주방을 오갈 때마다 볼 수 있어 제철 식재료를 구매하는 데도 도움이 된다.

인터넷 쇼핑몰에서 채소를 구입할 때 구매 후기를 꼼꼼히 읽으면 활용법이나 요리법을 자연스럽게 배울 수 있다. 익숙한 채소를 다른 방식으로 요리해 보고 싶거나, 낯선 채소의 조리법이 궁금하다면 블로그, 유튜브 등 다양한 자료를 참고하자. 새로운 채소에도 마음을 열고 한 번쯤 시도해 보는 것이 좋다.

주중에는 식재료를 주문하더라도, 주말에는 주문을 멈추고 냉장고 속 채소를 알뜰히 활용해 집밥을 즐겨보자.

냉장고 파먹기는 해독이자 친환경 실천

냉장고를 자세히 들여다보면 그 사람의 밥상을 알 수 있다. 냉장고는 단순히 식재료와 음식을 보관하는 장소가 아니라 한 사람의 기호, 가치관, 생활 방식을 보여주는 거울과 같다.

　채소칸이 가득 차 있다면 그 냉장고 주인은 아마도 신선한 식재료로 매일 식탁을 챙기려는 부지런한 사람일 것이다. 반대로 인스턴트 식품이나 냉동식품이 대부분이라면 바쁜 일상 속에서 간편함을 우선시하거나 식사보다 일에 더 집중하는 삶을 살고 있을 가능성이 높다. 이처럼 냉장고 속 내용물은 그 사람이 음식과 건강을 얼마나 중요하게 생각하는지도 보여준다.

　건강한 집밥은 냉장고 속 채소를 최대한 활용하는 것에서 시작된다. 채소를 남김없이 먹으려면 채소별 요리법을 많이 알고 있는 것이 도움이 된다. 감자는 감자볶음, 감자전, 감자샐러드로, 당근은 당근라페, 당근볶음, 당근김밥으로 다양하게 활용할 수 있다. 양파는 장아찌, 튀김, 볶음으로, 양배추는 쌈, 볶음, 찜으로, 오이는 무침, 냉

국, 볶음으로, 파프리카는 볶음, 무침, 달걀찜으로, 깻잎은 김치나 전
으로, 시금치는 나물, 된장국, 프리타타 등으로 요리할 수 있다.

채소를 낭비하지 않으려면 일주일 식단을 미리 계획하고 필요한
채소만 구입하는 것이 좋다. 냉장고 속 채소는 최대한 다양하게 활
용해 보자. 미리 당근, 비트, 양배추 등으로 라페(잘게 썬 채소)를 만
들어두면 샌드위치, 샐러드, 반찬, 월남쌈, 김밥, 비빔밥 등 다양한
요리에 활용할 수 있다. 라페를 만들 때는 채칼로 채소를 최대한 가
늘게 썰어야 양념이 잘 배어 맛이 살아난다. 소금을 넣고 20분 정도
절인 뒤 물기를 짜고, 올리브유, 화이트 발사믹 식초, 홀그레인 머스
터드 등을 입맛에 맞게 넣어 골고루 무치면 완성된다.

입맛에 맞는 요리법은 레시피북에 기록해 두면 다음에도 같은 맛
을 낼 수 있어 편리하다. 마음에 들었던 요리가 또 다른 채소 요리의
아이디어로 이어지기도 한다. 세월이 흐르면서 입맛이 변하는 것은
자연스러운 일이다. 과거 좋아했던 음식이 덜 당기거나, 새로운 요
리에 흥미가 생기는 것도 자연스럽다.

마트에서 낯선 채소를 발견했을 때 일단 구입한 뒤 요리법을 찾아
만들어 먹어보는 것도 채소를 즐기는 색다른 방법이다. 나라별 특색

있는 채소 요리법과 다양한 재배 채소를 접하면 새로운 맛을 경험할 기회도 넓어진다.

냉장고가 가득 차서 식재료를 제대로 파악하지 못하면 채소가 상해 버리고 간편한 외식이나 배달 음식으로 이어지기 쉽다. 요즘은 새벽 배송, 당일 배송, 배달 앱 등을 통한 실시간 배송 시스템이 잘 갖춰져 있어 마음만 먹으면 언제든 식재료를 받을 수 있다. '슈퍼가 곧 나의 식량 창고'라는 생각으로 냉장고를 가득 채우지 말자.

식재료 낭비를 줄이고 건강한 식탁을 유지하려면 효율적인 장보기, 체계적인 냉장고 정리, 다양한 레시피 활용이 핵심이다.

doctor's advice

✓ 냉장고를 자세히 들여다보면 그 사람의 밥상과 생활 습관을 알 수 있다.

✓ 냉장고는 단순히 식재료와 음식을 보관하는 장소가 아니라 한 사람의 기호, 가치관, 생활 방식을 보여주는 거울과 같다.

사회적 모임에서도 실천해 보는 채소 해독식

병원 회식에서 재미있는 장면을 목격했다. 운동과 식단 관리에 신경 쓰는 중년 여자 선생님들은 쌈채소를 열심히 챙겨 먹었지만, 남자 선생님들은 나이를 불문하고 고기에 집중하며 채소에는 거의 손을 대지 않았다. 내가 "채소도 좀 드세요."라고 권하자, 한 분이 웃으며 "채소는 음식이 아니죠."라고 말했다. 우리 집 10대 아들의 대답과 똑같아 나도 모르게 웃음이 터졌다.

회식 메뉴는 대부분 고기 중심으로 구성되기 때문에, 의도하지 않아도 자연스럽게 채소 섭취가 줄어든다. 하지만 고기와 함께 나온 쌈채소를 열심히 먹거나, 반찬으로 나온 나물과 샐러드를 먼저 접시에 담는 것만으로도 하루 채소 섭취량을 크게 늘릴 수 있다.

가족과 나누는 건강한 식탁

가족, 친구, 지인, 직장 등 다양한 사회적 모임에서 제공되는 음식은 대체로 고열량·고지방 식품이 많다. 이런 상황에서 건강한 식습관을 유지하는 것은 쉽지 않지만, 조금만 신경 쓰면 더 나은 선택을 할 수 있으며, 나아가 주변 사람들의 건강에도 긍정적인 영향을 준다.

평소 담백한 집밥 위주의 식사를 하는 사람들은 배달 음식이나 외식 후 갈증을 느끼는 경우가 많다. 외식 음식은 맛을 강조하기 위해 간장, 소금, 조미료 등을 많이 사용하며, 체내 나트륨 농도를 높이고 수분 요구를 증가시킨다. 특히 국물 요리, 튀김류, 단맛이 강한 소스 음식은 갈증과 체내 수분 부족을 유발하기 쉽다.

모임을 집에서 할 때는 한 사람이 요리를 준비해도 좋지만, 각자 음식을 나누어 가져오는 방식도 효과적이다. 찌개나 국물 요리는 재료를 미리 손질해 와서 모임 장소에서 끓이면 신선함과 따뜻함을 유지할 수 있다. 좋아하는 음식점에서 포장해 오고, 채소 샐러드·채소 스틱·채소 전골 같은 건강한 메뉴를 곁들이면 외식의 자극적인 맛을 줄이면서도 맛있게 즐길 수 있다. 후식은 단 케이크나 빵 대신 견과류나 당이 적은 과일로 선택하고, 남은 음식은 서로 나누어 싸 가면 낭비도 줄일 수 있다.

가족의 손맛이 담긴 요리는 건강뿐 아니라 사랑과 추억도 함께 전한다. 도쿄대학 명예교수이자 약학박사인 시미즈 히로시는 "보상을 바라지 않는 가정 요리는 생명을 만드는 일"이라고 말했다.

집밥은 신선한 재료로 건강을 챙기고, 돌봄과 배려의 감정을 온전히 전달하는 힘이 있다. '가족의 추억은 음식으로 남는다'는 마켓컬리 광고 문구가 공감되는 순간이기도 하다.

친구, 지인들과 나누는 가볍고 건강한 한 끼

이호선 교수의 『오십의 기술』(카시오페아)에 나오는 "모이면 아픈 얘기 하고, 흩어지면 병원 간다."는 표현은 중년 이후 건강한 삶의 중요성을 일깨워준다. 친구들도 건강해야 오래도록 자주 만날 수 있다.

친구나 지인과 외식을 할 때는 돌아가면서 식당을 정하는 경우가 많은데, 내 차례가 되면 채소 메뉴가 다양하고 맛도 만족스러운 식당을 선택하는 것이 좋다. 평이 좋으면 다음 모임도 자연스럽게 그곳에서 이어질 수 있다. 평소 외식할 때 다양한 식당을 미리 방문하거나, 식당 정보를 잘 아는 지인에게 물어보는 것도 도움이 된다.

등산이나 나들이 같은 활동을 할 때는 간식으로 과자나 빵 대신 오이, 파프리카 등의 채소 스틱, 방울토마토, 구운 채소칩, 바나나, 삶은 고구마, 견과류 등을 준비하는 것이 좋다. 이런 음식들은 건강한 에너지를 공급하고, 기름진 음식보다 소화 부담이 적어 활동 중 불편감을 줄여준다. 간편하게 휴대할 수 있고, 오이와 방울토마토 등은 땀으로 손실된 수분 보충에도 도움이 된다. 채소가 듬뿍 들어간 김밥, 주먹밥, 샌드위치도 든든하고 건강한 한 끼가 된다. 탄산음료 대신 레몬이나 채소를 우린 물을 선택하는 것도 좋은 방법이다.

"세상에서 가장 맛있는 밥은 남이 차려준 밥상이지." 아줌마들이 모여 이야기할 때 빠지지 않는 말이다. '밥 차리고 돌아서면 또 밥때' 라는 표현에서 어머니들의 고단함이 묻어난다. 늘 가족의 끼니를 챙기던 입장에서는, 직접 요리하지 않고 누군가가 차려준 밥을 먹는 일만으로도 큰 행복이다. 불 앞에 서지 않아도 되고, 재료 손질이나 설거지 걱정도 없으며, 그저 편안히 앉아 정성이 담긴 밥을 맛있게 먹는 것만으로 마음이 편안해진다.

건강하고 정갈한 집밥은 따뜻한 환영의 표현이며, 정서적 충만함과 깊은 유대감을 선사한다. 친구를 집으로 초대할 때는 레시피북에서 괜찮았던 요리나 친구가 좋아하는 음식을 준비하면 좋다. 제철 재료를 활용한 요리는 계절의 맛을 느낄 수 있으며, 특히 나물이 풍성한 봄은 친구를 초대하기에 좋은 계절이다.

개인적으로는 가족이나 친구를 초대할 때 아침 일찍 꽃시장을 방문해 식탁을 장식할 꽃과 선물할 꽃을 산다. 채소가 풍부한 요리를 준비하고, 헤어질 때 반찬과 꽃을 챙겨주며 서로의 건강을 기원한다. 정겨운 친구와 함께 나누는 소박한 집밥 한 끼는, 살면서 큰 힘이 되는 행복한 추억이 된다.

직장에서나 회식 때에도 채소 해독식을 실천해 본다

직장에서는 구내식당이나 근처 식당을 이용해 식사를 해결하는 경우가 많다. 구내식당에서는 식판의 절반 이상을 나물, 생채, 겉절이 등 채소 반찬으로 채우고, 두부, 삶은 달걀, 생선 같은 담백한 단백질 식품과 잡곡밥을 선택한다. 양념이 강한 음식은 소량만 섭취하거나 채소와 함께 곁들여 자극을 줄이고, 튀김류는 되도록 피하는 것이 좋다.

외부 식당에서는 밀가루 음식보다는 비빔밥, 쌈밥, 된장찌개 등 채소 섭취가 가능한 메뉴를 고르는 것이 도움이 된다. 식사 시 채소를 먼저 먹어 위에 '채소 돗자리'를 깔아두면 포만감을 높이고 혈당 상승을 완만하게 조절할 수 있다.

직장 생활 중 도시락을 준비해 먹는 것은 채소 해독식을 실천하는 데 매우 좋은 방법이다. 도시락의 장점은 다양하다. 무엇보다 건강한 식습관을 꾸준히 유지할 수 있도록 돕는다. 외식은 고염·고지방 음식이 많지만, 도시락은 집밥을 기본으로 하기 때문에 식재료와 조리법을 조절할 수 있다. 식품 첨가물, 트랜스지방, 나트륨 과잉 섭취에서도 비교적 자유롭다. 또한 식당에서 줄을 서거나 기다리는 시간을 아껴 도시락을 먹고 짧은 산책을 하면 혈당 관리에도 도움이 된다.

지금은 절판된 책 『도시락의 시간』을 좋아하는데, 다양한 직업의 평범한 일본인들의 도시락 사진과 이야기가 담겨 있다. 각양각색의 도시락을 보는 즐거움도 있었지만, 여러 어려움 속에서 가족과 자신을 먹이며 묵묵히 살아가는 삶의 모습이 전해져 뭉클하게 감동을 받았다.

요즘은 건강을 위해 도시락을 싸는 사람이 많다. 좋아하는 채소를 한 번에 손질해 두는 '밀프렙meal prep'은 도시락 준비 시간을 줄이고 채소 섭취를 늘리는 데 큰 도움이 된다. 건강한 음식을 먹으면 소화가 잘되고, 적당한 포만감으로 컨디션이 좋아지며, 자극적인 음식보다 식후 무겁거나 졸린 느낌도 덜해 오후 업무 집중력에도 긍정적인 영향을 준다.

체중 관리를 철저히 하는 한 지인은 저녁 회식이 있는 날 일부러 점심을 먹지 않고, 회식 후 아무리 늦더라도 집에서 실내 자전거를 1시간 단다. 다음 날 아침에 체중을 재어보고 평소보다 많이 나가면 샐러드 위주로 가볍게 식사한다. "힘들지 않냐?"는 나의 질문에 그는 "몸이 무거운 게 더 힘들다."며, "습관이 돼서 괜찮다."고 답했다.

그의 냉장고에는 일 년 내내 양배추가 떨어지지 않으며, 간식으로 당근, 샐러리, 무, 콜라비를 썰어두고 먹는다. 회식 자리에서도 최대한 건강하게 먹으려는 모습을 보며 많은 것을 배우게 된다.

나이가 들수록 모임이나 직장에서 입으로 들어가는 음식과 입 밖으로 나오는 말을 조심하면 몸과 마음의 부담을 줄일 수 있다. 우리가 선택한 음식과 말은 결국 건강과 인간관계를 함께 형성한다. 식사 자리에서 서로의 건강을 챙기며 따뜻한 격려와 위로를 나눈다면 더 건강하고 온정 어린 관계를 만들어갈 수 있다.

✓ 직장 생활 중 도시락을 준비해 먹는 것은 채소 해독식을 실천하는 데
매우 좋은 방법이다.

✓ 외식은 고염·고지방 음식이 많지만, 도시락은 집밥을 기본으로 하기
때문에 식재료와 조리법을 조절할 수 있다.

✓ 직접 싼 도시락을 먹으면 식품 첨가물, 트랜스 지방, 나트륨 과잉 섭취
에서도 비교적 자유롭다.

아이와 함께하는 해독의 식탁

"선생님, 언제부터 밥을 먹을 수 있나요? 아이가 계속 물어보네요."
수술 전날 자정부터 수술 전까지 8시간 금식을 힘들어하는 아이를
대신해 이렇게 묻는 어머니가 꽤 있다. 그런 아이들을 보면 대부분
비만한 경우가 많고, 검사에서도 혈당이 높은 경우가 종종 관찰된
다. 수술이 끝난 뒤 먹고 싶은 음식을 물어보면, 마치 약속이나 한 듯
피자, 햄버거, 돈가스, 치킨을 이야기한다.

최근 조사에 따르면 우리나라 초·중학생 4명 중 1명은 과체중이
거나 비만이다. 성장기에 쌓인 과도한 체지방과 독소는 성인병의 씨
앗이 될 뿐 아니라 면역력과 집중력에도 영향을 미친다. 아이와 함
께하는 해독 식탁은 단순한 체중 조절을 넘어 평생 이어질 건강한

습관을 만드는 시작점이 된다.

우리 아이의 식습관, 지금이 가장 중요하다

초등학교 교사인 형님은 급식 지도를 하면서 안타까움을 많이 느낀다고 하셨다. 아무리 채소의 중요성을 이야기해도 아이들은 고기, 동그랑땡, 돈가스 등만 먹고 채소를 그대로 남겨 버리는 경우가 대부분이라는 것이다. 극히 일부 아이들만 채소를 잘 먹는데, 이들은 평소 집에서도 채소를 많이 먹어 익숙한 경우였다.

가족의 식습관은 대물림되며 서로 영향을 주고받는다. 부모가 인스턴트 음식이나 가공식품을 즐기고 채소를 멀리하면서 자녀가 채소를 좋아하기를 기대하는 것은 거의 불가능하다. 아이들의 건강은 올바른 식습관에서 시작되며, 그 출발점은 채소를 가까이하는 것이다.

1990년대 초반만 해도 배달 음식은 중국집의 짜장면, 짬뽕, 탕수육 정도가 전부였다. 대부분의 사람들은 자연스럽게 집밥을 먹을 수밖에 없었고, 건강의 관점에서 보면 이는 오히려 행운이었다.

그러나 냉장고에 인스턴트식품과 가공식품이 늘 있고, 배가 고프면 배달 음식으로 끼니를 때우는 환경에서 자란 아이들은 이러한 식생활을 당연하게 여기게 된다. 친구들과 어울릴 때도 자연스럽게 기름지고 달고 짠 음식을 찾으며, 강한 중독성 때문에 점점 더 자주 섭취하게 된다. 고기가 없으면 밥을 먹지 않으려는 아이들과 청소년도 증가하고 있어 자연식―특히 채소나 통곡물 같은 건강한 음식―을 낯설고 맛없게 느끼게 만든다.

아이들이 선호하는 배달 음식은 치킨, 피자, 떡볶이, 순대, 튀김, 햄버거, 돈가스, 짜장면, 탕수육 등으로 기름지고 단 음식이 대부분이다. 이러한 음식들은 튀기거나 볶는 소리법을 사용하며, 높은 열량과 지방, 당분을 함유하고 있다. 여기에 콜라, 사이다 등 탄산음료를 함께 마시면 혈당이 급격히 올라가고, 짜고 단 음식과의 조합은 음료 섭취를 더 늘리는 악순환을 만든다.

한번 고정된 입맛은 쉽게 바뀌지 않으며, 시간이 지날수록 더 자극적인 맛을 원하게 된다. 결국 성장기부터 건강한 식습관을 배울 기회를 놓치고, 영양 불균형에 노출된다.

어렸을 때부터 초가공식품과 정제 탄수화물, 단순당에 노출된 아이들의 질병 발병 연령은 점점 빨라지고 있다. 최신 연구에 따르면 이러한 식품을 많이 섭취하는 어린이와 청소년은 비알코올성 지방간 질환과 인슐린 저항성 위험이 높으며, 혈당 급상승으로 제2형 당뇨병 등 대사 질환의 발생도 증가한다.

초가공식품 과다 섭취는 심혈관 질환, 고혈압, 비만, 암 등 다양한 만성 질환의 조기 발병과도 관련된다. 평균 수명이 길어지는 시대에 질병이 일찍 시작된다는 것은 생애 대부분을 질병과 함께 살아야 한다는 뜻으로, 그 심각성이 더욱 크다.

어릴 때 시작하는 채소 식습관이 평생을 결정한다

채소를 어릴 때부터 자연스럽게 접한 아이들은 채소에 대한 거부감이 적고, 친숙하게 받아들인다. 아이들이 채소에 관심을 갖도록 하는 방법은 다양하다. 예를 들어 채소를 소재로 한 동화책 읽기는 채소 요리에 대한 흥미로 이어질 수 있다. 직접 채소를 길러 먹어보는 경험은 성취감을 주고, 채소에 대한 긍정적인 생각을 심어준다. 채소를 억지로 먹이기보다, 아이가 좋아하는 고기와 함께 채소를 조리해 자연스럽게 익숙해지도록 하는 것이다.

오키나와의 참푸루 같은 요리는 아이들이 거부감 없이 채소를 즐기는 데 도움이 된다. 참푸루는 오키나와 방언으로 '섞다' 또는 '섞어 버리다'라는 의미에서 유래했는데, 다양한 채소, 두부, 고기, 해산물 등을 한 팬에 넣고 기름으로 볶아 만든다.

최근에는 예쁜 채소 동화책이 많이 출간되어 아이들에게 채소에 대한 친근감을 심어주기에 좋다. 채소 스티커북이나 색칠하기북도 아이들의 흥미를 유도하는 데 효과적이다. 어린아이들을 대상으로 한 채소 놀이도 있다. 당근, 브로콜리, 오이처럼 모양이 다양한 채소를 잘라 물감에 찍어 그림을 그리거나, 채소에 눈·코·입 스티커를 붙여 캐릭터를 만들고 이름을 지어보는 놀이가 그 예다.

프랑스 빌랑드리 성에는 채소와 허브, 꽃이 어우러신 장식용 채소 정원이 있어 많은 사람의 사랑을 받는다. 아이들과 함께 유튜브로 감상하면 채소에 대한 흥미와 호기심을 자연스럽게 키워줄 수 있다.

볕이 잘 드는 베란다가 있다면 미니 도시 텃밭으로 활용할 수 있다. 베란다 텃밭에서 채소가 자라는 모습을 관찰하고, 신선한 채소를 직접 수확하는 경험은 아이에게 큰 성취감을 준다. 상추는 성장 속도가 빠르고 관리가 쉬워 처음 기르기에 좋으며, 수확 후에도 다시 자라 지속적인 수확이 가능하다. 바질과 루콜라도 향이 좋고, 잎을 따서 바로 요리에 활용할 수 있어 편리하다. 파는 사계절 내내 키울 수 있고 다양한 요리에 사용할 수 있으며, 방울토마토는 수확하는 재미가 있어 아이들과 함께 키우기 좋다.

베란다 텃밭 활용이 어렵다면 채소 기르기 키트를 이용하는 것도 좋은 방법이다. 다양한 버섯, 콩나물, 새싹채소 키트가 있으며, 직접 기른 채소를 요리에 활용한 경험은 아이에게 성취감을 준다. 예를 들어 나의 쌍둥이 조카들은 키트를 통해 매일 물을 주며 기른 채소를 친숙하게 잘 먹는다. "오늘 저녁은 우리가 키운 콩나물이나 버섯을 넣어서 국을 해달라."고 요청할 정도다. 시간이 된다면 수확의 기쁨과 함께 가족과의 소중한 추억을 만들 수 있는 주말 텃밭도 좋다.

또한 도시형 농부 시장인 마르쉐@를 아이와 함께 방문해 보는 것도 좋다. 프랑스어로 '시장'을 뜻하는 마르쉐는 서울 성수, 서교, 국립극장, 목동 등에서 열리며, 신선한 농산물과 수공예품을 판매하고 다양한 문화 프로그램과 체험 활동도 운영된다. 아이들과 함께 방문하면 채소와 건강한 식재료를 친근하게 접하는 기회를 제공할 수 있다.

채소 해독식은 가족 모두의 건강을 위한 선택

많은 식단이 유행처럼 나타났다가 사라지지만, 채소의 중요성은 변하지 않는다. 가정은 건강한 식습관을 자연스럽게 익히고 배우는 공간이어야 하며, 가공식품의 섭취를 제한하고 신선한 자연 먹거리를 중심으로 식사를 구성해야 한다. 아이들은 부모의 식습관과 입맛을 닮는데, 조부모와 많은 시간을 보낸 아이들이 어른 입맛을 갖는다는 이야기도 있다.

100세 시대를 살아가는 지금, 건강을 관리하는 일은 노년의 삶을 결정짓는 중요한 일이 되었다. 부모와 자녀가 함께 건강하면 서로에게 힘이 되며, 불필요한 고통과 시간, 경제적 손실도 줄일 수 있다.

요즘은 유치원과 학교 급식에서 채소가 제공되더라도 아이들이 잘 먹지 않기 때문에 햄, 소시지, 돈가스, 동그랑땡 등 기호식품의 수요가 늘고 있다. 미국 오바마 정부 시절에도 건강한 급식을 위한 캠페인이 진행되었지만, 이미 패스트푸드에 익숙해진 아이들의 식습관을 바로잡는 일은 쉽지 않았다.

식습관은 아이의 육체적·정신적 건강은 물론이고 평생의 삶의 질을 좌우하는 중요한 생활 습관이므로 가정에서 어릴 때부터 채소 습관을 들이는 것이 필수적이다.

채소는 아이들의 성장과 발달에 필수적인 영양소를 풍부하게 포함하고 있다. 비타민 A·C·E, 엽산, 식이 섬유, 항산화 물질 등은 면역 체계를 강화하고, 심혈관 질환, 암, 비만과 같은 만성 질환의 위험을 줄이는 데 도움이 된다. 식이 섬유는 장 건강을 유지하고 포만감을 제공해 과식을 방지하는 역할도 한다. 충분히 채소를 섭취한 아이들은 긍정적인 감정을 더 잘 유지하며, 스트레스 감소와 집중력 향상에도 도움이 된다는 연구 결과가 있다.

가족은 같은 공간에서 오랫동안 생활하기 때문에, 성격은 달라도 체형, 식습관, 생활 습관에는 비슷한 경향이 나타난다. 당뇨 전문의인 친구는, 어머니가 당뇨병을 앓은 뒤 시간이 지나 자녀가 환자가 되어 함께 내원하는 사례를 보며 안타까워했다.

건강하지 못한 식습관과 생활 습관은 가족에게 쉽게 전염되며, 비만, 당뇨병, 고혈압 등 생활습관병은 함께 나타나는 경우가 많다. 달고 짠 음식을 자주 섭취하고 운동을 하지 않는 비만 가족과, 건강한 식습관을 실천하며 정기적으로 운동하는 가족은 시간이 지날수록 삶의 질에서 큰 차이를 보인다.

어릴 때부터 접한 채소의 친숙한 맛은 평생의 건강한 식습관으로 이어진다. 부모가 신경 써서 아이에게 채소를 자연스럽게 익히게 한다면 그것은 곧 건강이라는 큰 유산을 물려주는 일이 된다. 이렇게 길러진 습관은 성인이 되어서도 이어져 삶의 균형을 지켜주며, 건강한 식탁은 가족의 몸과 마음, 나아가 삶 전체를 지탱하는 중요한 가치가 된다.

doctor's advice

✓ 어렸을 때부터 초가공식품과 정제 탄수화물, 단순당에 노출된 아이들의 질병 발병 연령은 점점 빨라지고 있다.

✓ 이러한 식품을 많이 섭취하는 어린이와 청소년은 비알코올성 지방간 질환과 인슐린 저항성이 생길 위험이 높으며, 혈당 급상승으로 제2형 당뇨병 등 대사 질환의 발생 가능성도 높다.

6장

도시자연인으로 살자

자연은 몸과 마음을 위한 최고의 치유처

『날마다 구름 한 점』은 2005년 '구름감상협회'를 창립한 과학 저술가 개빈 프레터피니가 엮은 책으로, 전 세계 120개국 5만여 회원이 보내온 구름 사진 365장을 담고 있다. 저자는 바쁜 일상에 지친 현대인에게 잠시 하늘을 올려다보며 자신만의 구름을 수집해 보라고 권한다.

한편 스페인 사진가 요시고Yosigo의 사진은 여름 휴가철 바닷가의 행복한 풍경을 생생하게 담아낸다. 그의 사진 앞에 서면 그 순간만큼은 잠시 바닷바람과 뜨거운 햇살을 느끼는 듯한 착각에 빠지게 된다. 직접 그곳에 있지 않아도, 자연은 우리의 감각을 통해 언제든 마음을 치유한다.

자연이 주는 경이로움과 위안

"여름이 가을로 바뀌면 뉴멕시코의 나뭇잎들은 선명한 초록빛에서 구릿빛으로 변해 간다. '가자, 릴리(강아지). 차에 타는 거야.' 릴리가 차 뒷좌석으로 뛰어오르더니 양털 깔개 위에 편안하게 자리를 잡는다. 나는 차를 후진하며 릴리에게 설명한다. 산길을 따라 올라가 사시나무가 오후 햇살에 황금색으로 빛나는 곳까지 갈거라고. '무서울 거야. 커브길이 많아.' …… 회전할 때마다 우리는 높이 더 높이 올라간다. 향나무의 잣나무를 지나 자작나무 군락지를 통과해 마지막 회전을 하고 나니 갑자기 황금빛 사시나무들이 주위를 둘러싼다. '릴리, 사시나무야!' 내가 외친다. 황금 불꽃이 하늘까지 닿은 촛불들 같다. 우리는 한동안 그 장관을 구경한다. 가벼운 바람이 나뭇잎을 흔든다. 몇 개가 땅으로 떨어진다. 황금빛 샤워다. 감탄하지 않을 수 없을 정도로 아름답다…….

째깍째깍. 부엌 시계가 시각을 알려준다. 두 개의 공간을 지난 거실에서도 들리는 소리다. 릴리의 목걸이가 물그릇에 부딪쳐 쨍그랑거린다. 신나게 물 마시는 소리에 시계 소리가 가려진다.

달이 보이지 않는 어두운 밤이다. 정원에서는 선명하게 반짝이는 별만 보인다. 별을 바라보고 있노라니 낮에 본 이파리들이 떠오른다. 그런 대단한 풍경을 볼 때마다 나는 더 큰 세상이 나를 떠받쳐 준다고 느낀다. 그리고 작은 모험 하나가 연결의 감각을 얼마나 높여줄 수 있는지에 대해 생각한다."

『아티스트 웨이, 마음의 소리를 듣는 시간』(줄리아 캐머런 지음, 비즈니스북스)에서 말하는 이러한 자연 속 경험은 수많은 시인, 화가, 학자, 건축가들에게 영감의 원천이 되어 왔다.

모네는 프랑스 지베르니Giverny에 정착해 정원의 연못과 수련을 끝없이 관찰하며, 빛과 색채가 시시각각 변하는 순간을 화폭에 옮겨 세계적인 작품인 수련 시리즈를 완성했다.

헨리 데이비드 소로는 매사추세츠주의 숲속 월든 호숫가에 작은 오두막을 짓고 살며, 자연 속 고독한 사색을 통해 『월든』을 집필했다. 그는 호수와 숲을 교과서 삼아 인간과 사회, 삶의 본질을 깊이 사유했다.

건축가들에게도 자연은 영감의 근원이 되었다. 르 코르뷔지에는 건축을 '빛의 예술'로 이해하며 건물 내부로 자연광을 끌어들이는 방식으로 인간과 자연의 새로운 관계를 설계했고, 안도 다다오는 차갑게 느껴질 수 있는 콘크리트 건축 속에 빛과 바람, 물을 적극적으로 담아 사유의 공간을 구현했다.

오래전에 예술의 전당에서 열린 르 코르뷔지에 전시에서 특히 인상 깊었던 것은, 그의 말년에 머물렀던 아주 작은 집을 그대로 재현한 공간이었다. 프랑스 남부 지중해 연안에 설계된 약 14제곱미터(약 4.2평) 크기의 '르 카바농'은 바다가 보이는 소박한 집으로, 그의 건축물과 함께 유네스코 세계문화유산으로 지정되었다. 위대한 건축가가 삶의 마지막에 선택한 공간은 거대한 건축물이 아닌, 자연과 맞닿은 소박한 집이었다.

자연에는 치유의 힘이 있다

정기적인 암 검사를 받는 중년의 한 친구는 봄에는 꽃놀이, 여름에는 물놀이, 가을에는 단풍놀이, 겨울에는 눈놀이(눈에 누워야 계절을 만끽할 수 있다며)를 하느라 바쁘다고 했다. 아프고 나서 자연이 더 크게 와닿는다고 한다. 자연이 주는 치유 효과는 과학적으로도 입증되었다.

자연에서 보내는 시간은 신체적, 정신적 건강 모두에 긍정적인 영향을 미친다. 숲 속을 걸으면 짧은 시간 내에 스트레스 호르몬 수치가 떨어지기 시작하고, 교감 신경 활동은 줄어들며 부교감 신경이 활성화된다. 심박수와 호흡이 안정되고, 행복 호르몬인 세로토닌과 엔도르핀이 분비되어 긍정적인 감정이 증가한다. 자연 속에서는 휴식과 몰입 때 나타나는 뇌파가 활성화되어 집중력과 창의성이 향상된다. 또한 자연이 아닌 공간에 작은 식물만 있어도 생리적 안정 효과가 나타난다는 연구 결과도 있다.

웅장하고 거대한 자연의 모습은 경외심을 불러일으킨다. 경외심은 자신을 초월하는 크고 위대한 존재 앞에서 느끼는 감동과 경이로움을 뜻한다. 히말라야 산맥, 그랜드 캐니언, 이과수 폭포, 오로라, 아마존 열대우림 등은 놀라운 자연의 모습을 보여준다. 자연에서 인간의 존재가 얼마나 작은지 깨닫고, 인간이 거대한 자연의 일부임을 실감하게 된다. 자연에서 경외심을 경험한 사람은 타인에게 더 많은 배려를 하며, 공동체 의식과 유대감이 증가한다는 연구 결과도 있다.

소설가 오 헨리의 『마지막 잎새』에는 폐렴으로 희망을 잃은 주인공 존시가 등장한다. 그는 창밖에서 보이는 마지막 남은 담쟁이덩굴

잎이 떨어지면 자신도 죽을 것이라고 믿었다. 그러나 마지막 잎이 끝까지 남아 있는 것을 보고 희망을 찾고 결국 회복된다.

실제로도 바깥을 볼 수 있는 창가에 위치한 병상의 환자 회복률이 더 높다는 연구 결과가 있다. 서울아산병원의 정원은 우리나라 1세대 조경가 정영선 선생님의 조언으로 숲처럼 조성되었다. 병원은 희망과 휴식이 필요한 공간이어야 한다는 뜻이 반영된 사례이다.

대표적인 도시국가인 싱가포르는 자연의 중요성을 깊이 인식하고 있다. 싱가포르 정부는 1960년대부터 '정원 속의 도시Garden City'를 목표로 녹색 도시 정책을 추진해왔다. 이후 '그린 앤 블루 플랜Green and Blue Plan'을 시행하며 도시 내 녹지(그린)와 강, 호수, 바다(블루)를 적극적으로 활용하고 있다. 부산과 비슷한 면적의 싱가포르에는 약 400개의 공원과 4개의 자연보호구역이 있다.

그 외 덴마크 코펜하겐은 건물 옥상에 녹지를 조성하는 '그린 루프Green Roof'를 시행하고, 캐나다 밴쿠버는 '세계에서 가장 녹색이 많은 도시Greenest City'를 목표로 다양한 녹지를 조성하고 있다.

자연을 마음껏 즐기자

오래전에 법정 스님의 『홀로 사는 즐거움』을 읽다가 인상 깊은 구절을 발견했다.

"'봄은 가도 꽃은 남고'란 옛글 그대로다. 오늘 아침 뜰에 가득 피어난 민들레를 보면서 문득 아, 나는 부자구나 하는 생각이 들었다. 읽을 책 곁에 있고, 햇차도 들어왔고, 열린 귀로 개울물 소리, 새소리, 때로는 음악을 들을 수 있으니 이 얼마나 고마운가. 이밖에 무엇을 더 바라겠는가."

법정 스님처럼 숲속 오두막집에 살고 있지 않아도 자연을 자신의 방식으로 다양하게 즐길 수 있다. 지인의 남편은 산행을 많이 다니다가 자꾸 보게 되는 나물들의 이름을 알고 싶어서 산나물 도감을 샀는데, 사진과 실물을 맞춰보는 재미가 쏠쏠하다고 한다.

책 『주말엔 숲으로』는 일본의 유명 일러스트레이터 마스다 미리의 그림이 담긴 에세이집으로, 읽고 나면 항상 숲으로 산책을 나가고 싶어진다. 예전에 숲 해설가의 설명을 들으며 숲 체험을 몇 번 했었는데, 그때 지금까지 알지 못했던 숲의 다채로움에 눈이 뜨이는 느낌이었다. 동일 작가의 『생각하고 싶어서 떠난 핀란드 여행』을 읽으면서 언젠가 오로라를 보러 가고 싶다는 소망도 생겼다.

요리나 설거지를 할 때는 '노동유'(노동할 때 틀어두는 유튜브)로 종종 여행 영상을 보는데, 특히 좋아하는 〈슬기로운 캠핑생활〉을 보면 자연 속으로 여행을 다녀온 듯한 기분이 든다. 가끔 우중 캠핑 유튜브도 보곤 하는데, 떨어지는 빗소리를 들으며 차분히 텐트를 치고 국물 요리를 하고 따뜻한 차를 마시는 장면을 보는 것이 참 좋다.

언젠가 캠핑을 자주 다니는 지인에게 캠핑의 매력이 무엇인지 물어본 적이 있다. 지인은 캠핑을 계획할 때부터 스트레스가 확 내려가고, 아침에는 새소리에 눈을 뜨며, 낮에는 숲 속을 거닐고, 밤에는 별빛 아래 모닥불에 둘러앉아 불멍을 하는 것이 큰 힐링이 된다고 했다. 평소 말이 없는 예민한 아이도 캠핑에서는 말을 많이 하고 표정도 한결 편안해 보여 캠핑을 계속 가게 된다고 했다. 또 캠핑 때마다 새로운 제품들을 시식해보는 재미도 있다고 한다.

노을 지는 한강에서 즐기는 피크닉 문화는 외국인의 눈에도 특별하게 비칠 수 있다. 프랑스인과 결혼한 지인의 남편은 한강에서 치킨을 시켜 먹는 모습을 보고 크게 놀랐다. 유럽에서는 공원에서 배달 음식을 시켜 먹는 문화가 없고, 넓은 잔디밭에서 배달원이 주문자를 정확히 찾아가는 것도 이해되지 않았다고 한다. 그러나 한국에서는 배달 앱으로 위치를 공유하고, 배달원이 도착하면 돗자리 색이나 주변 구조물을 알려 쉽게 음식을 받을 수 있다. 이 풍경은 도시 속에서도 자연과 함께 일상을 즐기는 한국 특유의 문화로 자리 잡았다.

반려동물을 키우듯 식물을 기르는 사람들도 늘어나고 있다. 집이나 사무실에서 식물을 키우는 것은 자연을 실내로 들이는 좋은 방법이다. '바이오필릭 오피스biophilic office'는 자연과의 연결을 의미하는 '바이오필리아biophilia'와 사무실을 뜻하는 '오피스office'의 합성어로, 자연 채광, 식물, 나무, 돌 등을 활용해 안정감을 주고 업무 효율성을 높이는 효과가 있다. 마이크로소프트, 아마존 같은 글로벌 기업들도 이를 도입하고 있다.

식물은 우울감을 줄이고 긍정적인 정서를 높이는 효과가 있다. 영국 작가 제인 오스틴은 좋은 정원과 책만 있으면 진정한 행복을 누릴 수 있다고 말했고, 제2차 세계대전에서 승리를 이끈 영국 총리 윈스턴 처칠은 정원에서 그림을 그리며 명상했다.

도시의 편리함을 누리면서도 자연과의 연결을 유지하는 삶은 충분히 가능하다. 시간을 내어 주변의 자연을 적극적으로 즐기는 일은 몸과 마음의 건강을 위해 꼭 필요하다. 나무 한 그루, 꽃 한 송이가 주는 위로와 에너지는 생각보다 크다. 공기가 맑은 날에는 창문을 활짝 열고 심호흡을 한 뒤 하늘을 올려다보며 유유히 떠다니는 구름을 바라보는 것만으로도 마음이 맑아짐을 느낄 수 있다. 도시에서 풍성하게 자연을 누리는 '도시자연인'으로 살아보자.

doctor's advice

✓ 도시자연인은 도시를 떠나지 않고 자연을 삶 안에 들이는 사람이다.

✓ 집 안의 초록과 창밖 하늘, 가로수, 공원, 햇빛 같은 일상의 풍경으로 몸과 마음의 리듬을 회복해 보자.

몸을 움직일수록 삶은 더 생기롭다

MBC 프로그램 〈나 혼자 산다〉에서 출연자 기안84의 마라톤 편이 방영된 이후 러닝 인구가 증가했다고 한다. 나는 평소 걷기는 꾸준히 하고 있었지만 러닝은 엄두도 내지 못하고 있었는데, 가랑비에 옷 젖는다고 주변에서 들려오는 끊임없는 러닝 이야기는 '나도 한번 뛰어볼까'라는 마음을 갖게 했다. 어떤 취미의 세계가 다 그렇겠지만, 러닝 친구들은 "세상은 러닝의 맛을 아는 사람과 그렇지 않은 사람으로 나뉜다."고 단언한다. '흠, 그렇구나……' 했던 나도 어느새 러닝의 즐거움에 빠져들게 되었다.

『길 위의 뇌』의 저자인 재활의학과 의사 정세희 선생님은 30회 이상의 풀코스 마라톤 완주자로, 건강한 뇌를 위한 운동의 중요성을 끊임없이 전파하고 있다.

작은 움직임과 바른 자세가 쌓여 건강을 만든다

오랜만에 지인을 만났는데, 아버지가 말기 암으로 돌아가신 후 부쩍 기력이 없어진 어머니를 식사라도 편히 하시라고 요양병원에 잠깐 모셨는데, 지금은 걷기조차 못 하신다는 얘기를 들었다. 하루 종일 누워 계셔서 근육이 약해졌기 때문이라는데, 평소 잘 걸으셨던 분이라 충격이 너 컸다.

반면 다른 지인의 시아버지는 손에 염증이 생겨 지팡이를 잘 짚지 못하셨지만, 재활병원에서 "못 걸으면 누워서 돌아가신다."는 경고를 듣고 나서 적극적으로 치료를 받아 지금도 걸으신다고 한다. 비슷한 시기에 들은 대조적인 이야기는 움직임의 중요성을 다시금 깨닫게 했다.

전 세계 건강한 장수 노인들의 연구에 따르면, 그들의 공통적인 특징은 건강한 식단, 소식, 신체 활동, 긍정적 태도, 사회적 유대감, 적절한 수면, 자연에서 보내는 시간 등이다. 특히 눈에 띄는 특징 중 하나는 신체 활동인데, 건강한 장수 노인들은 다큐멘터리를 찍는 젊은 촬영감독도 감당하지 못할 정도로 쉼 없이 움직인다. 그들은 잠시도 가만히 있지 않으며, 먼 거리를 걸어 다니는 수고를 마다하지 않는다. 낮 동안 활발히 움직이면 깊은 수면으로 이어져 다음 날에도 활기가 넘친다.

아들이 중학생이던 시절, 영어 학원 원장님에게 휴강 문자를 받은 적이 있었다. 심한 목 디스크 통증으로 응급실을 두 차례나 다녀왔다는 사연이었다. 안타까움에 문자를 보냈고, 추천한 자료는 서울대학교 재활의학과 정선근 교수의 유튜브 〈정선근 TV〉와 책 『백년목』이었다. 바로 전화가 와서 "어머니, 저 나을 수 있을까요? 학원을 접어야 하나 너무 고통스럽습니다."라고 하셨다. 나는 "디스크는 수술을 요하는 응급이 아니면 자세로 서서히 교정 가능합니다. 보내주신 참고 자료 잘 보시면 될 것 같아요."라고 답했다.

한 달 후 원장님이 감사 전화를 하며 이제는 통증이 없고, 틈틈이 목을 뒤로 젖히며, 모든 자료를 눈높이 이상에서 본다고 하였다. 바른 자세의 중요성을 실감한 순간이었다.

바른 자세는 통증을 줄이고 생활의 질을 높인다. 모니터를 볼 때 가능한 한 목과 머리를 일직선으로 유지하고 화면을 눈높이 이상으로 하는 것이 좋다. 배를 내밀고 서기(골반 전방 경사), 뒤로 젖힌 자세(골반 후방 경사), 굽은 새우등 자세, 다리 꼬고 앉기, 머리가 앞으로 나오는 거북목 자세, 발을 끌면서 걷기 등은 허리 통증, 골반 불균형, 무릎 관절염 등 다양한 문제를 일으킬 수 있다. 서 있을 때는 귀, 어깨, 골반, 발목이 일직선이 되게 하고, 걸을 때는 발뒤꿈치, 발바닥, 발가락 순으로 부드럽게 디딘다. 앉을 때는 엉덩이를 의자 깊숙이 넣고 허리를 곧게 편다.

지속 가능한 운동이 삶을 바꾼다

20년 전 친구의 이모가 막 출산한 딸을 돕기 위해 미국을 가셨는데, 마침 뉴욕 마라톤으로 도시가 축제 분위기였다고 한다. 언젠가 자신도 꼭 참가해 보고 싶다는 꿈이 생긴 이모는 그 후 꾸준히 연습하여 70세 때 자신이 돌봐주었던 스무 살 손녀와 함께 뉴욕 마라톤을 완주하셨다. 정말 멋진 일이라고 생각했는데, 그 후 러닝 유튜브를 보다가 우연히 개그맨 강재준 씨의 〈멧돼지러너〉 채널을 알게 되었다. 두 번의 무릎 부상으로 빠른 러닝을 포기하고 슬로 조깅을 실천하고 있는데, 유튜브 채널 개설 당시 97kg이던 몸무게가 지속적으로 감소하는 그의 모습이 인상적이었다.

고령화 사회인 일본에서는 걷기와 달리기의 중간 속도로 뛰는 슬로 조깅을 많이 한다. 슬로 조깅은 발의 앞부분이 먼저 착지하며 좁은 보폭으로 종종거리듯 달리는 방식으로, 체력이 낮은 고령자, 비만한 사람, 관절 부담이 큰 사람도 부담 없이 시작할 수 있다. 운동 효과도 뛰어나 체중 감량, 체지방 감소, 유산소 지구력 및 근육 기능 개선에 도움을 주고, 부상 위험도 상대적으로 적어 인기가 높다.

운동을 지속해야 하는 중요한 이유 중 하나는 나이가 들면서 자연스럽게 근육량과 근력이 감소하는 근감소증Sarcopenia 때문이다. 근력 감소로 인한 균형 감각 저하와 낙상은 노인들에게 흔하며, 특히 엉덩이 골절(고관절 골절)의 경우 사망률이 매우 높다. 초고령화 사회 일본의 노인들은 노후에 가장 중요한 두 가지로 연금과 근육을 꼽는다.

운동은 근력 운동과 유산소 운동을 함께 실천하는 것이 가장 효과적이다. 근력 운동은 근섬유를 자극해 근육 합성을 촉진하고 골밀도를 높여 골다공증을 예방하며, 특히 하체 근육은 전체 근육의 60~70%를 차지하고 균형의 중심이 되므로 허벅지와 종아리를 강화하는 것이 중요하다. 유산소 운동인 걷기, 달리기, 슬로 조깅, 자전거, 수영 등은 체지방을 줄이고 혈액 순환을 원활하게 해 대사 건강을 개선한다.

이렇게 규칙적인 운동은 심혈관 기능 강화, 혈압과 혈당 조절, 면역력 증진, 스트레스와 우울·불안 완화, 숙면, 치매 예방에도 기여한다.

일상생활에서도 자연스럽게 신체 활동을 늘릴 수 있다. 식사 후 바로 눕거나 앉지 말고 걷거나 집안일을 하면 혈당 조절에 도움이 된다. TV를 볼 때 실내 자전거를 타거나 제자리 걷기를 하고, 광고가 나올 때 스트레칭이나 스쿼트를 해보는 것도 좋다. 전화를 할 때도 걸으면서 통화할 수 있다. 엘리베이터나 에스컬레이터 대신 계단을 이용하고, 짧은 정거장은 걸어 다니는 습관을 들이면 유용하다. 의자에 앉아 있을 때는 다리를 앞뒤로 뻗거나 무릎을 들어 올리고, 허리는 꼿꼿이 세워 바른 자세를 유지하는 것이 좋다.

맨발 걷기, 땅과 연결되는 가장 쉬운 건강법

작년에 이어 올해도 인천 을왕리 해수욕장에서, 양산을 세워둔 접이식 의자에 앉아 하루 종일 맨발로 있는 중년 부부의 모습을 보았다. 암 투병을 하고 있는 후배가 "암 환자에게 식이요법과 맨발 걷기는 필수"라고 했던 말이 떠올랐다.

맨발 걷기는 바닷가에서 가장 큰 효과를 얻을 수 있다고 알려져 있는데, 올해 휴가로 찾은 제주 바닷가에서도 새벽녘에 맨발로 걷는 사람들을 쉽게 만날 수 있었다. 그리고 놀랍게도 해안 끝자락에는 잠수를 준비하는 해녀들이 앉아 있었는데, 잠시 후 차례로 바다에 몸을 맡기며 수평선 너머로 사라져 갔다. 해변가 한쪽에는 서핑보드가 줄지어 서 있고, 바다에는 해녀들이 있어 마치 영화 속 한 장면을 보는 듯했다.

대구에는 2013년 권택환 대구교육대학교 교수가 세운 맨발학교가 있다. 권 교수는 흙과 자연에서 놀았던 아이들이 아토피나 주의력 결핍 과다 행동 장애 없이 성격이 좋았던 점에 관심을 갖고 연구를 시작했다. 맨발학교 참가자들은 매일 맨발 걷기 사진을 단체 채팅방에 올리고, 100일이 되면 상장을 받는다.

맨발걷기국민운동본부 박동창 회장은 맨발 걷기의 효능을 체험한 뒤 매주 대모산에서 '맨발 걷기 숲길 힐링스쿨'을 열고 있으며, 다양한 질병 환자들의 체험기를 모아 유튜브를 운영하고 『맨발걷기 동의보감』(국일미디어) 등 책도 출간했다.

맨발 걷기는 여러 가지 효능이 있다. 맨발이 땅에 닿으면 땅의 전자가 몸 안으로 들어와 활성 산소를 중화한다고 알려져 있어 피로감, 스트레스, 긴장감, 우울감이 낮아지고 심신이 안정된다. 맨발 걷기 후에는 수면의 질도 높아지고, 발바닥으로 느껴지는 질감과 촉감, 온도 등이 뇌를 자극하며 활성화한다. 또한 발바닥의 혈액 순환을 촉진하고 면역력을 증가시키는 효과도 있다. 맨발 걷기는 돈이 들지 않고 간편하며 언제든 할 수 있는 자연 치유법으로 주목받고 있다.

나도 일주일에 최소 두 번은 러닝, 두 번은 맨발 걷기를 실천하려 하는데 쉽지 않다. 부지런히 맨발 걷기를 하는 한 분에게 "어떻게 맨발 걷기를 하시게 되었느냐?" 물으니 "심한 불면증 환자인데, 맨발로 걷고 나서 잠을 잘 자서 매일 걷는다."는 답을 들었다. 개인적으로도 느끼는 맨발 걷기의 효과는 편안하고 깊은 수면이다.

지자체 홈페이지나 온라인 커뮤니티를 통해 맨발 걷기 장소를 찾아보고, 맨발 걷기 후 발을 깨끗이 씻고 충분히 보습하면 오래 걸을 수 있다. 최근 10년 내에 파상풍 예방 접종을 하지 않았다면 예방 차원에서 접종하는 것도 권장된다.

도쿄 건강장수의료센터는 1972년에 설립된 일본 최초의 노인 의학 및 근골격계 연구 전문 기관이다. 이 센터의 유일한 한국인 임원인 김헌경 연구부장은 고령자를 위한 근력 운동을 개발했으며, 이 운동은 일본 전국에 보급되어 근감소증, 보행 장애, 낙상 등을 예방하는 데 도움이 되고 있다[『근육이 연금보다 강하다』(김헌경 지음, 비타북스) 참고].

또한 1931년생 일본인 다키시마 미카는 65세에 운동을 시작했고, 87세에는 헬스 트레이너가 되었다. 그의 삶은 운동을 시작하기에 늦은 나이라는 것은 없다는 사실을 잘 보여준다[『92세 할머니 기적의 근력운동』(다키시마 미카 지음, 다산라이프) 참고].

doctor's advice

✓ 자세를 의식하는 순간, 몸은 이미 달라지기 시작한다.

✓ 지속적인 운동은 미래의 나를 위한 건강 저축이다.

✓ 맨발로 걷는 시간은 자연 속에서 누리는 작지만 확실한 휴식이다.

좋은 마음 습관이 내 삶을 지켜준다

"곳간에서 인심 난다"는 옛말처럼, 마음도 마찬가지다. 곡식이 얼마나 남았는지 늘 살피던 곳간지기처럼 자신의 마음 곳간을 수시로 점검하고 채우는 일은 중요하다. 마음 곳간을 잘 채우는 사람들은 틈틈이 자신에게 충분한 쉼을 주고, 좋아하는 것을 누리며, 스스로를 다독인다. 이런 넉넉함과 단단함은 삶의 폭풍우 속에서도 땅에 깊게 뿌리 내린 나무처럼 서로를 견고하게 지탱하는 힘이 된다.

건강한 삶은 자기 돌봄과 타인 돌봄이 균형을 이룰 때 가능하며, 어릴 때는 부모의 돌봄을 받지만 시간이 지나면 가족을 돌봐야 할 때도 온다.

마음 건강은 생각 습관에서 시작된다

생각과 감정은 눈에 보이지 않기 때문에 외모나 태도처럼 평가하기 어렵고, 배우기도 쉽지 않다. 배울 기회가 없으면 성장도 어렵다. "세 살 버릇 여든까지 간다."는 속담이 말하듯, 습관은 삶에 큰 영향을 미친다. 개울의 물줄기를 어떻게 트느냐에 따라 흐름이 달라지듯, 생각의 방향도 전환할 수 있다.

우리는 무의식적으로 익숙한 방식으로 생각하지만, 생각 전환 연습을 통해 더 나은 선택이 가능하다. 같은 상황도 해석 방법에 따라 감정과 문제 해결 능력이 달라진다.

정신과 의사와 심리학자 중에는 어려운 환경을 극복하고 세계적인 이론을 만든 사람들이 있다. 미국 정신과 의사 아론 벡은 인지 행동 치료Cognitive Behavioral Therapy, CBT의 창시자로, 어린 시절 뇌수막염으로 겪은 불안을 바탕으로 부정적 사고가 감정과 행동에 미치는 영향을 연구했다. 그는 자동적으로 떠오르는 부정적 사고를 수정하면 감정과 행동이 바뀔 수 있음을 발견했으며, 인지 행동 치료는 우울증, 불안 장애, 강박 장애, 외상 후 스트레스 장애, 공황 장애 등 다양한 상황에 유용하게 쓰인다.

오스트리아 정신과 의사 빅터 프랭클은 제2차 세계대전 당시 강제수용소에서의 경험을 책으로 남기며, 극한 상황에서도 삶의 의미를 찾는 것이 정신적 회복력을 키운다는 사실을 발견하고 이를 바탕으로 로고테라피Logotherapy(의미 치료)를 창시했다.

미국 심리학자 마틴 셀리그만은 반복된 통제 불가능한 실패가 무력감을 학습하게 한다는 '학습된 무기력'을 발견했고, 긍정적인 정서와 행복도 학습할 수 있다는 근거를 제시하며 긍정심리학을 창시했다.

특정 상황에서 자동으로 떠오르는 부정적 생각을 적어보는 연습은 도움이 된다. 지나치게 부정적으로 치우친 생각을 현실적인 관점으로 바꾸고, 노력하면 발전할 수 있다는 성장형 사고방식을 갖는 것도 중요하다. 토머스 에디슨은 전구 발명 실패를 비웃는 사람들에게 "나는 실패한 것이 아니라 전구를 만들지 못하는 1만 가지 방법을 발견한 것이다."라고 말하며 실패를 학습의 기회로 삼았다.

또한 감사하는 습관과 사고의 유연성은 긍정적인 사고방식을 키우고, 삶의 다양한 문제를 효과적으로 해결하는 데 큰 도움을 준다.

감정을 다루는 힘은 반복 훈련에서 나온다

제2차 세계대전 당시 독일군의 암호 체계였던 애니그마는 매일 설정이 바뀌어 연합군이 도청해도 해독이 불가능했다. 암호 해독은 전쟁의 승패를 좌우했기 때문에 연합국은 수많은 과학자를 동원하여 이를 해결하고자 했다. 영국의 천재 과학자 앨런 튜링과 그의 팀은 봄브Bombe라는 암호 해독 기계를 개발해 독일군의 암호 체계를 빠르게 해독했다. 그 결과 연합군은 독일의 작전을 미리 파악하여 대응할 수 있었고, 이는 전쟁 승리에 결정적 역할을 했다. 이러한 암호처럼 우리의 감정도 특별한 메시지를 담고 있으며, 이를 올바르게 해석하는 것이 중요하다.

감정은 강물에 비유할 수 있다. 감정을 억누르고 무시하는 것은 물이 차오르지만 흘러가지 않는 것과 같다. 평소에는 잔잔해 보여도 감정이 쌓이면 인생의 크고 작은 비로 균형을 잃고 감정 홍수가 날 수 있다. 큰 강의 댐이 물 높이를 조절하듯, 감정도 적절히 표현되어 수시로 배출되어야 한다.

미국 작가 앰브로즈 비어스는 "화가 났을 때 말하면 평생 후회할 최악의 연설을 하게 될 것이다."라고 말했다. 감정이 강렬하게 휘몰

아쳐도 실제로는 찻잔 속 태풍에 불과한 경우가 많다. 훈련을 통해 감정의 소용돌이 속에서도 태풍의 눈처럼 고요한 내면을 유지할 수 있다.

우리가 어떤 감정을 키우느냐에 따라 삶이 달라질 수 있음을 보여주는 '두 마리의 늑대' 이야기가 있다. 어느 날 할아버지가 손자에게 말했다. "우리 안에는 두 마리의 늑대가 싸우고 있단다. 하나는 분노, 질투, 탐욕, 원망, 열등감, 거짓, 증오 같은 부정적 감정으로 이루어진 늑대이고, 다른 히니는 기쁨, 평화, 사랑, 희망, 겸손, 친절, 공감, 용서 같은 긍정적 감정으로 이루어진 늑대란다." 손자가 물었다. "그러면 결국 어느 늑대가 이기나요?" 할아버지가 대답했다. "네가 먹이를 주는 늑대가 이긴단다."

우리는 과거의 후회와 미래의 불안 때문에 마음이 흔들릴 때가 많다. 마음 챙김mindfulness은 현재 순간에 온전히 집중하는 것이다. 지금의 생각과 감정을 판단하지 않고, 한 걸음 떨어져 있는 그대로 바라본다. 많은 사람이 타인에게는 친절하지만, 정작 자신에게는 엄격하다.

자기 연민self-compassion은 자신에게 친절하고 너그러운 태도를 가지며, 고통을 따뜻하게 보듬는 것이다. 회복 탄력성resilience은 심리적 충격이나 실패를 겪어도 다시 회복하는 능력으로, 긍정적인 생각과 유연한 마음가짐, 주변 사람들의 도움을 잘 활용하는 능력으로 길러 진다.

나만의 웰빙 루틴이 삶을 바꾼다

긍정심리학의 대가 마틴 셀리그만은 연구를 통해 행복한 삶을 위해 필요한 5가지 핵심 요소를 제시했다. 그는 각 요소의 앞 글자를 따서 PERMA 모델을 만들었다. P는 Positive Emotion(긍정적인 감정), E 는 Engagement(몰입), R은 Relationships(관계), M은 Meaning(삶 의 의미), A는 Accomplishment(성취)를 의미한다. 이러한 요소는 개발하고 강화할 수 있으며, 서로 연관되어 전반적인 웰빙과 행복을 높이는 데 기여한다[『마틴 셀리그만의 플로리시』(마틴 샐리그먼 지 음, 물푸레) 참고].

긍정적인 감정은 마음의 바탕색과 같다. 특별히 좋은 일이 없더라 도, 일상에서 감사할 일을 찾아 감사 일기를 쓰면 감사하는 태도가 강화되어 더 많은 긍정적 경험을 인식하게 된다. 새싹이 자라는 과정을 기록하는 관찰 일기처럼, 자신의 감정 변화를 기록하는 감정 일기도 유용하다. 감정 일기는 감정 폭발을 줄이고, 자신에게 중요한 가치관을 발견하는 단서가 된다. 또한 좋아하는 음악, 미술, 책 등의 취미, 즐거운 영상 시청, 친구와의 유쾌한 대화, 자연 속 걷기 등도 긍정적 감정을 키우는 방법이다.

몰입은 어떤 활동에 깊이 집중하여 시간이 가는 줄 모르는 상태를 말한다. 몰입하면 행복감이 증가하며, 아이들이 놀이에 몰입하는 모습에서 자연스럽게 나타난다. 몰입의 대상은 사람마다 다르며, 취미, 일, 운동 등 모든 활동이 될 수 있다.

몰입 연구의 대가 미하이 칙센트미하이는 깊은 몰입 상태에서 시간 왜곡을 경험한다고 했다. 좋은 인간관계 또한 행복에 중요하며, 가족, 친구, 동료뿐 아니라 일상에서 마주치는 사람에게 인사하거나 감사 표현을 하는 것만으로도 긍정적 효과가 있다[『몰입』(미하이 칙센트미하이 지음, 한울림) 참고].

삶의 의미를 깨닫고 자신이 가치 있다고 느낄 때 삶은 풍요로워진다. 의미를 찾은 사람은 목표가 뚜렷하고, 내적 동기가 강하며, 감정적으로 안정적이다. 종교나 봉사 활동도 의미 발견에 도움이 된다.

작은 목표라도 달성하면 성취감이 생기고 만족감과 자부심이 커진다. 사소한 성취도 지나치지 말고 스스로를 칭찬해야 한다. 예를 들어 노홍철 씨는 자신을 칭찬하는 능력을 통해 두려움을 극복하고 새로운 도전에 나설 힘을 얻는다.

미국 심리학 교수 소냐 류보머스키는 템플턴 긍정심리학상을 수상한 행복 연구 전문가다. 그녀는 행복이 유전적 요인 50%, 환경적 요인 10%, 개인의 의도적 활동 40%의 영향을 받는다고 했다. 그리고 행복 수준을 높이기 위한 12가지 활동을 제시했다. 목표 설정과 노력, 몰입 경험 늘리기, 삶의 작은 즐거움 음미, 감사 표현, 낙관적 사고, 과도한 걱정과 타인과 비교하지 않기, 친절, 다정한 인간관계, 스트레스 대처, 용서, 종교 생활, 건강한 생활 습관 등이 그것이다 [『블룸북: 행복의 정석』(소냐 류보머스키, 제임 커츠 지음, 블룸컴퍼니) 참고].

doctor's advice

✓ 우리를 흔드는 것은 사건이 아니라 사건을 해석하는 습관이다.

✓ 마음 훈련은 감정이 지나가도록 마음의 공간을 만들어준다.

가족 간의 따뜻한 사랑과 이웃 간의 정을 그려낸 2015년 드라마 〈응답하라 1988〉을 즐겨 다시 보곤 한다. 어머니들이 골목 평상에 앉아 채소를 다듬고 이런저런 이야기를 나누며 서로 반찬을 나눠 먹는 모습은 몇 번을 봐도 정겹다.

또 오래전 TV 프로그램 〈장수의 비밀〉에서 홀로 된 시골 할머니 30여 명이 마을회관에서 점심과 저녁을 함께 준비하며 지내는 풍경을 본 적이 있다. 또 다른 시골 마을에서는 겨울이 되면 마을 할머니 5명이 아예 마을회관에서 함께 잠을 자며 생활하기도 한다고 한다.

이처럼 진심으로 나를 아끼고 응원해 주는 사람들과의 관계는 몸과 마음을 지켜주는 보이지 않는 힘이 된다.

삶은 관계의 연속이다

다른 사람을 세심하게 배려한다는 것은 어떤 것일까? 그런 궁금증에 2024년 7월, 서울 홍대입구에서 열린 〈너무 착하잖아 전展〉, 〈그런 게 아니거든? 전展〉, 〈너무 별로야 전展〉을 보러 갔었다. 그중 〈너무 착하잖아 전展〉은 주변에서 만나는 좋은 사람들의 친절과 배려를 담아냈다.

사진을 부탁했을 때 자기 사진인 양 신경 써서 최선을 다해 찍어주는 사람, 큰 조각은 다른 사람에게 양보하고 가장 작게 잘린 피자 조각을 고르는 사람, 어디서 산 건지 물어봤을 때 제품 링크까지 보내주는 사람, 누군가 남의 흉을 보기 시작했을 때 자연스럽게 화제를 돌리는 사람 등 다양한 사례가 소개되었다. 꽤 인기가 많아서 『좋은 사람 도감』이라는 책으로도 출간되어 많은 공감을 얻었다.

스위스의 심리학자 카를 융은 사람들의 성격, 행동의 다양함이 왜 발생하는지 연구하고, 인간의 성격을 크게 세 가지 차원에서 분석했다. 즉, 에너지를 얻는 방향에 따라 외향형Extraversion(E)과 내향형Introversion(I), 정보를 인식하는 방식에 따라 감각형Sensing(S)과 직관형Intuition(N), 판단을 내리는 방식에 따라 사고형Thinking(T)과 감정형Feeling(F)으로 나누었다.

그리고 제2차 세계대전 당시 마이어스와 브릭스 모녀는 사람들의 성격 유형에 맞는 직업을 찾는 데 도움을 주기 위해 여기에 생활 방식에 따른 판단형Judging(J)과 인식형Perceiving(P)을 추가하여 MBTIMyers-Briggs Type Indicator(마이어스-브릭스 성격 유형 지표)를 개발했다.

사람들의 관계 역학에 깊은 관심을 가진 조직심리학자 애덤 그랜트는 28세에 미국 최고의 경영대학원인 와튼스쿨에서 최연소로 종신 교수가 되었다. 그는 저서 『기브 앤 테이크』(생각연구소)에서 인간을 크게 기버Giver(주는 사람), 테이커Taker(받는 사람), 매처Matcher(균형을 맞추는 사람)로 구분했다.

기버는 타인에게 아낌없이 베풀지만 이용당하는 사람이 될 위험이 있다. 테이커는 자신의 이익을 최우선으로 하지만 신뢰를 잃고 장기적으로는 실패할 가능성이 크다. 매처는 상대에게 받은 만큼 주는 사람이지만 큰 성공을 이루기는 어렵다.

애덤 그랜트는 상대방과 자신 모두의 이익을 추구하는, 이른바 '윈윈win-win'을 실천하는 현명한 기버가 신뢰를 바탕으로 네트워크를 형성하고 협력을 이끌어 최고의 성과를 낸다는 사실을 발견했다. 그러면서 우리 모두 자신과 남에게 유익이 되도록 지혜롭게 도움을 주는 방법을 모색해야 한다고 조언한다.

"옷깃만 스쳐도 인연이다."라는 말처럼 어떤 인연이 언제 어떻게 우리의 삶에 영향을 줄지 모른다. 영어에도 "다리를 태우지 말라Don't burn your bridges"는 속담이 있는데, 과거의 사람들과의 관계를 완전히 단절하면 나중에 후회할 수도 있음을 나타내는 표현으로도 쓰인다.

마음을 나누는 관계가 건강을 지킨다

아이들이 어렸을 때 거제도로 여행을 간 적이 있다. 거제에는 아름다운 자연 명소와 관광지가 많지만, 특히 거제 8경 중 하나로 꼽히는 학동몽돌해변이 기억에 많이 남았다. 길이 약 1.2km에 달하는 해변은 둥글둥글한 검은 몽돌로 이루어져 있으며, 몽돌이 파도에 부딪쳐 구르며 내는 소리가 청명하다.

사람도 세월의 파도 속에서 모난 부분이 깎여 몽돌처럼 둥글어지듯, 서로 어우러져 아름다운 소리를 만들어내는 것이 조화로운 삶이 아닐까 싶다.

"좋은 친구는 별과 같아서 보이지 않아도 언제나 있다."라는 말처럼, 멀리 있어도 늘 존재감을 느끼게 하는 친구들이 있다. 그들은 상대의 말을 경청하고, 언어와 행동에서 배려를 보여주며, 불편한 상황에서도 감정을 조절하고 격려와 감사를 아끼지 않는다. 재치와 긍정적인 태도, 지혜로운 조언은 관계를 강화하고 삶을 따뜻하게 만든다. 요즘은 유튜브와 인터넷 덕분에 친분이 없어도 배우고 싶은 인품과 실력을 가진 스승들을 쉽게 만날 수 있는 시대가 되었다.

인산은 태어날 때부터 가족을 시작으로 씨실과 날실처럼 타인과 연결된다. 부모와 자녀 관계는 애착 형성과 정서적 안정에 중요한 역할을 한다. 사랑받고 있다는 경험은 자아 존중감을 높이고 긍정적인 정체성을 형성하며, 안정 애착Secure Attachment이 형성되면 성인이 되어서도 건강한 대인 관계를 맺을 가능성이 높아진다.

예기치 못한 상황에 노출될 때 사랑하는 이들의 지지와 위로는 스트레스 호르몬인 코르티솔을 낮추고 안정감을 주며, 부정적 감정을 완화해 우울감과 불안감을 줄여준다. 더불어 활발한 사회적 교류는 인지 기능을 유지하고 치매 발병 위험을 낮추는 데 효과적이라는 연구가 많다.

행복한 결혼 생활은 심장 질환 위험을 줄이고, 정서적 지지를 받는 사람들은 면역력이 강화되어 감염에 덜 취약하다. 실제로 건강하게 장수한 노인들은 함께 살지 않더라도 곁에서 돌봐주는 가까운 사람들이 있었으며, 친밀한 관계는 건강한 식습관과 운동 같은 생활 습관을 유지하도록 도와준다. 반대로 외롭고 고독한 사람들은 스트레스에 취약하며 불면증이나 수면 장애를 겪을 위험이 높다.

이에 영국은 2018년에 세계 최초로 '외로움 담당 장관'을 임명하고, 의사가 외로움을 겪는 환자에게 동호회, 자원봉사 등 사회활동을 처방할 수 있게 했다. 일본은 2021년에 '고독·고립 대책 담당상'을 임명하고 히키코모리(은둔형 외톨이)를 지원하고 있다.

관계도 돌봄이 필요하다

자신의 내면이 단단하고 유연한 사람일수록 더 건강한 관계를 형성할 수 있다. '이왕이면 다홍치마'라는 속담은 인간관계에도 적용되는데, 재미가 있고 정이 많으며 베풀 줄 아는 사람이라면 더욱 좋다. 자신과 잘 지내는 사람이 타인과도 잘 지내고, 자신을 잘 돌보는 사람이 다른 사람도 잘 배려할 수 있다. 내면의 성장은 개인의 행복뿐만 아니라 인간관계에도 긍정적인 영향을 미친다.

반면 어떤 사람과의 만남은 묘한 불편감, 피곤함, 쇠약감을 주며, 눈에 보이지 않는 방사선 피폭처럼 사람으로 인한 감정적 피폭을 겪을 수 있다. 방사선 강도가 거리의 제곱에 반비례하듯, 이런 사람과의 거리는 멀수록 좋다. 좋은 사람과 충분한 시간을 보내기에도 인생은 짧다.

작은 정이 모여 큰 정이 된다. 요즘은 마음을 표현하기 매우 좋은 시대로 상점에 가지 않아도 소파에 누워 휴대폰으로 메시지나 선물을 보낼 수 있다. 오랜만에 가족이나 친구를 만날 때 작은 선물을 준비하는 것도 좋다. 수첩, 잘 씨지는 펜, 제철 달력, 휴대용 장바구니, 수제 비누, 책, 간식, 차, 작은 꽃다발 등 일상에서 좋았던 모든 것이 선물이 될 수 있다. 평소에도 맛있는 요리 레시피, 유용한 기사, 재미있는 영상 등을 링크하며 안부를 전하는 것도 관계를 돈독히 한다. 서로를 챙기며 돌봄을 주고받을 때 정이 쌓인다.

지속적인 관계에서 중요한 것은 존중과 예의다. 미국 심리학자 존 가트맨은 1986년 부부 연구소를 설립하고 부부의 대화와 행동 패턴을 분석하여 결혼 생활 지속 가능성을 90% 이상 정확도로 예측했다.

그의 연구에 따르면 이혼을 예측하는 4가지 요소는 비판, 경멸, 방어, 벽 쌓기였다. 상대방을 비난하고 무시하며 잘못을 인정하지 않고 대화를 거부하면 관계는 파국으로 치닫는다. 반면 행복한 부부는 다투더라도 긍정적 표현과 부정적 표현의 비율이 최소 5:1임이 확인되었다[『행복한 결혼을 위한 7원칙』(존 가트맨 지음, 문학사상) 참고].

미국 목사이자 상담가 게리 채프먼은 5가지 사랑 표현 방식, 즉 '5가지 사랑의 언어'를 제시했다. 사람마다 선호하는 사랑의 언어가 있으며, 긍정적 말, 함께하는 시간, 선물, 봉사, 스킨십으로 나뉜다. 칭찬과 격려, 함께 보내는 시간, 상대가 좋아하는 간식이나 물건 준비, 집안일 돕기, 포옹과 손잡기 등은 친밀감을 높이고 유대감을 강화한다. 이 5가지 사랑의 언어는 가족, 부부, 친구, 동료 관계에도 적용할 수 있다[『5가지 사랑의 언어』(게리 채프먼 지음, 생명의말씀사) 참고].

하버드 성인 발달 연구Harvard Study of Adult Development는 삶의 질과 행복에 중요한 요인을 파악하기 위해 1938년에 시작되었다. 초기 참가자 724명은 하버드 대학생 268명과 보스턴 빈곤층 청소년 456명이었다. 시간이 지나 초기 참가자의 상당수가 세상을 떠났고 현재는 그들의 다음 세대가 참여하고 있다.

연구 결과 가족, 친구, 공동체와의 따뜻한 인간관계가 개인의 행복과 건강에 가장 큰 영향을 미쳤다. 또한 관계의 양보다 질이 중요하며, 내향적인 사람도 관계에서 기쁨을 충분히 누릴 수 있고, 바리스타나 우편 배달부 등 일상의 모든 관계가 삶에 영향을 준다는 사실이 확인되었다[『세상에서 가장 긴 행복 탐구 보고서』(로버트 월딩거, 마크 슐츠 지음, 비즈니스북스) 참고].

doctor's advice

✓ 관계는 평온한 날에 쌓아두는 정서적 저축이다.

✓ 위기의 순간, 그 관계는 가장 따뜻한 위로와 힘으로 돌아온다.

건강한 삶을 만드는 소식과 소박한 식사

지인의 시할아버지는 105세이며, 100세에 맹장염 수술을 받았음에도 지병이 없고 검사 결과도 깨끗해 모두를 놀라게 했다. 아직도 정정한 기력을 유지하며 도서관에서 책 읽는 것을 즐기신다. 후배의 할머니는 97세까지 장수하시며, 평생 몸을 정갈하게 가꾸고 미니멀 라이프를 실천하며 주변 환경을 깨끗하게 유지하셨다. 이 두 분의 공통점은 바로 '소식'이다.

소식은 단순히 음식 섭취를 줄이는 것만이 아니라 생활 전반을 절제하고 몸과 마음을 조화롭게 유지하는 습관을 의미하며, 장수와 건강한 삶을 가능하게 하는 핵심 요인으로 작용한다.

'다른 사람들은 뭘 먹고 사나?'는 밥 먹고 돌아서면 다음 끼니를 준비해야 했던 우리네 어머니의 평생 고민이었다. 피터 멘젤과 페이스 달루시오 부부도 이런 궁금증을 가진 듯하다. 그들은 전 세계의 문화와 일상을 기록해 온 유명한 사진작가와 작가로 수십 개국을 여행하며 다양한 문화와 일상을 소개했다.

그들의 책 『칼로리 플래닛: 당신은 오늘 얼마나 먹었나요?What I eat: Around the world in 80 diets』는 다양한 직업을 가진 30개국 80명이 하루 동안 먹는 식사를 한 장의 사진으로 보여준다. 이를 통해 나라마다, 문화마다 그리고 개인마다 섭취하는 음식이 얼마나 다양한지, 한 끼의 양이 얼마나 큰 차이를 보이는지 알 수 있다.

요즘은 마트, 24시간 편의점 등의 오프라인 매장뿐만 아니라 온라인몰을 통해서 언제든지 원하는 음식을 쉽게 구할 수 있다. 그러나 '풍요 속의 빈곤'이라는 말처럼, 음식은 넘쳐나지만 건강한 음식은 부족한 현실이다.

미국에서는 신선한 채소, 과일 등 건강한 식재료를 쉽게 구할 수 없는 지역을 '푸드 사막food desert'이라고 부른다. 푸드 사막은 대형

마트가 멀리 떨어져 있는 교외, 농촌, 저소득층 밀집 지역에서 흔히 나타난다. 이곳의 주민들은 패스트푸드, 편의점 음식, 초가공식품에 의존할 수밖에 없다.

푸드 사막은 '숨은 영양실조hidden hunger'를 초래할 수 있다. 칼로리는 충분하지만 비타민, 미네랄, 단백질 등 필수 영양소가 부족한 상태로, 정제 탄수화물과 가공식품 섭취가 많아 비만과 영양 결핍이 동시에 나타나는 '비만 속 영양 결핍obese but malnourished' 현상을 유발한다. 어린 시절을 푸드 사막에서 자란 아이들은 영양 불균형으로 인해 집중력 저하, 학습 능력 감소, 발달 지연 등을 겪을 위험이 있다.

푸드 사막을 해결하기 위한 노력은 다양한 방식으로 이루어지고 있다. 미국 일부 도시에서는 '프레시 무브fresh moves'라는 이동식 마켓을 운영하여 저소득층 지역을 돌며 신선한 농산물을 판매한다. 건물 옥상이나 공터를 활용한 '커뮤니티 가든community garden' 프로젝트를 통해서도 주민들에게 건강한 식재료를 공급한다.

농부들이 직접 신선한 채소와 과일을 판매하고. 저소득층이 쉽게 구매할 수 있도록 식료품 구매 지원 프로그램도 운영한다. 그러나 마트가 가까이 있어도 정제 탄수화물과 가공식품 위주의 소비를 지속하고, 신선한 식재료를 충분히 섭취하지 못한다면 사실상 푸드 사막에 있는 것이나 다름없다.

건강과 지구를 살리는 절제된 식습관

역사 속 장수한 왕들을 보면 대부분 절제된 식습관을 유지했다. 조선에서 가장 장수한 왕인 영조는 당시의 평균 수명을 훨씬 넘은 83세까지 살았는데 하루 두 끼, 담백하고 절제된 식사를 실천했다. 중국 청나라의 건륭제는 소식과 규칙적인 생활을 하며 89세까지 장수했다.

반면 과식으로 건강을 해친 왕들도 있었다. 영국의 헨리 8세는 폭식과 육류 위주의 식사를 즐겼으며, 188cm의 키에 체중이 180kg에 달했다. 그는 통풍, 심각한 비만, 다리 염증으로 고통받았다. 태양왕으로 불린 프랑스의 루이 14세는 과식과 단 음식을 즐겼으며, 위장병과 통풍을 앓았고, 치아가 거의 남아 있지 않았다고 전해진다.

평생 날씬한 체격인 남편은 나와는 달리 식탐도 없고 배고픔도 잘 참는 편이다. 내가 "이번에는 이걸로(매번 식재료는 달라졌다.) 다이어트해야지.” 하면 남편은 마음가짐 자체가 틀렸다고 냉철하게 평가했다. 다이어트를 한다면 뭘 안 먹을 생각을 해야지, 먹을 생각부터 하면 성공하기가 어렵다는 것이었다. 들을 때는 충격적이었지만 생각해 보니 맞는 말이다. 배고픔을 즐기면 저절로 다이어트가 된다는 지인의 말이 떠오르는 순간이기도 했다.

소식을 하면 필요한 만큼만 요리하고 먹기 때문에 음식물 낭비도 줄고, 음식의 양보다 질을 더 중시하게 된다.

UN 환경계획UNEP에서 발표한 ‘음식물 쓰레기 지수Food Waste Index, FWI’에 따르면, 전 세계에서 매년 약 13억 톤의 음식물이 버려지며, 이 중 가정에서 발생하는 비율이 61%로 가장 높다.

음식물 쓰레기의 주요 처리 방법은 매립하는 것인데, 이때 음식물이 분해되며 강한 온실가스인 메탄을 배출해 전 세계 온실가스 배출량의 8~10%를 차지하고, 기후 변화의 원인이 된다.

음식물 쓰레기가 넘쳐나는 한편으로 전 세계 7억 명 이상이 기아 상태에 있다. 푸드 뱅크Food Bank는 이러한 문제를 해결하기 위해 고안된 사회적 지원 제도이다. 1967년 미국의 자선 활동가 존 반 헹겔은 노숙자들에게 무료 음식을 제공하던 중 슈퍼마켓에서 버려지는 음식이 많다는 사실을 알게 되었다. 그는 사람들을 도우면서 음식물 쓰레기를 줄이는 방법을 고민했고, 지역 가톨릭 교회와 협력하여 세계 최초의 푸드 뱅크를 설립했다.

푸드 뱅크는 유통 기한이 임박했거나 상품성이 떨어지는 식품을 기부받아 필요한 사람들에게 제공하며 기부 문화 정착, 음식물 쓰레기 감소, 빈곤층 지원, 환경 보호 등에 기여하고 있다.

화려하지 않아도 충분한 식사

소박한 식사는 자연과 닮아 있다. 화려하지 않지만 조화롭고 생명력이 넘치며, 불필요한 가공과 첨가를 최소화해 식재료 본연의 맛과 영양을 담는다. 신선한 채소, 통곡물, 견과류, 해조류, 과일 중심의 식사는 건강에 좋고 영양이 풍부하다. 또한 지역에서 생산된 제철 식재료를 활용하면 지속 가능한 식문화로 음식물 낭비를 줄이고 환경을 보호할 수 있다. 소박한 식사는 단순한 식습관을 넘어 건강한 삶의 철학이자 삶의 질을 높이는 길이다.

음식은 감사, 절제, 수행의 중요한 요소가 되기도 한다. 불교에서는 식사 전에 "이 음식이 어디서 왔는가, 내 덕행으로 받기가 부끄럽

네. 마음의 온갖 욕심 버리고, 몸을 지탱하는 약으로 삼아 도업을 이루고자 이 공양을 받습니다."라는 '오관게五觀偈'를 왼다.

이는 내 앞에 놓인 음식이 오기까지 농부, 요리사, 자연의 수고가 있었음을 기억하며, 감사한 마음으로 음식을 섭취하고 바른 삶을 살아가는 밑거름으로 삼는 것이다. 이처럼 음식은 나를 돌아보게 하고, 몸과 마음을 정화하는 수단이 되기도 한다.

정관 스님은 사찰 음식의 대가로, 2017년 넷플릭스 다큐멘터리 〈셰프의 테이블 3〉에 출연하여 전 세계에 사찰 음식을 소개했다. 이 사찰 음식 편은 베를린국제영화제에도 초청되었다. 세계적인 푸드 저널리스트 제프 고르디니에는 정관 스님의 요리를 맛본 후 깊은 감동을 받고, 세계 어느 유명 식당에 내놓아도 그 맛과 멋에 반할 만한 요리라고 극찬했다.

정관 스님은 사찰 음식의 매력은 자연 그대로의 맛을 살리는 데 있으며, 양념을 과하게 넣으면 본연의 맛이 변한다고 강조한다. 또한 사찰 음식은 단순한 요리가 아니라 깨달음을 얻는 과정에서 완성되는 작품이라고 이야기한다[『정관스님 나의 음식』(정관 스님, 후남 셀만 지음, 월북) 참고].

1932년, 미국의 헬렌 니어링과 그녀의 남편 스콧 니어링은 도시를 떠나 미국 버먼트주의 시골로 이주하여 농사를 지으며 자급자족하는 삶을 시작했다. 그들은 농사와 건축 등 생계를 위한 노동은 하루 4시간만 하고, 나머지 시간은 독서, 글쓰기, 음악, 명상 등을 했다. 그들의 단순한 삶과 소박한 식사는 많은 사람에게 영감을 주었다 [『조화로운 삶』(헬렌 니어링·스콧 니어링 지음, 류시화 옮김, 도서출판 보리) 참고].

미국의 유명한 일러스트레이터 타샤 튜더는 버먼트주의 시골에서 18세기 영국식 농가를 재현한 집에서 살았다. 그녀는 텃밭을 가꾸며 가공하지 않은 자연식을 즐겼다. 그림을 팔아서 새로운 꽃 구근을 사는 것이 큰 즐거움이었으며, 그녀가 가꾼 정원은 매우 아름다워 많은 사람이 방문을 원했다.

일본의 미즈노 남보쿠는 에도 시대의 유명한 관상가이자 철학자였다. 그는 많은 연구와 관찰을 통해 음식의 양과 종류가 인간의 운명에 영향을 미친다고 믿었다. 평생 소식, 절제된 삶, 규칙적인 생활의 중요성을 강조하며 『소식주의자』(미즈노 남보쿠 지음, 사이몬북스)를 비롯해 여러 권의 책을 썼고, 77세까지 장수했다.

세계적인 장수 지역을 연구한 '블루존Blue Zones 프로젝트'에서도 소박한 자연식 식단과 소식의 공통점을 발견했다. 그리고 긍정적인 사고방식, 낙천적인 태도, 사회적 유대감, 명상 등이 단순하고 스트레스가 적은 생활을 가능하게 한다고 밝혔다[『블루존』(댄 뷰트너 지음, Brainleo) 참고].

doctor's advice

✓ 과잉의 시대일수록 소식은 가장 적극적인 건강 전략이 된다.

✓ 생명력이 살아 있는 소박한 식사는 몸을 존중하는 식습관이다.

비움이 주는 풍요, 미니멀 라이프

어느 날 우연히 유튜브에서 일본의 유명한 미니멀리스트이자 편집 자인 1인 가구 사사키 후미오의 영상을 접했다. 그는 한 가지 물건을 매우 다양한 용도로 활용했으며, 불필요한 물건은 하나도 갖고 있지 않았다. 제작팀의 요청에 따라 자신이 소유한 모든 물건을 꺼내는 데 10분도 채 걸리지 않았다.

사람들이 무엇을 얼마나 먹을까에 관심을 가졌던 사진작가 피터 멘젤은 이번에는 사람들이 집 안에 물건을 얼마나 가지고 살아가는 지도 궁금해했다. 그는 책『우리 집을 공개합니다』(피터 멘젤 지음, 월북)를 통해 유럽부터 아프리카까지 전 세계 서른 가족의 집 안 물건들을 모두 집 밖으로 꺼내어 사진으로 남겼다.

그 결과, 아주 적은 물건만 소유한 가족부터 셀 수 없이 많은 물건을 소유한 가족까지 그 차이가 매우 컸다. 이는 소유의 정도가 삶의 방식과 가치관을 반영한다는 사실을 시각적으로 보여준다.

미니멀 라이프의 장점

미니멀 라이프minimal life는 불필요한 것을 덜어내고 삶의 본질에 집중하는 생활 방식이다. 단순히 물건만 줄이는 것이 아니라 시간, 인간관계, 감정, 정보까지 정리하고 비우는 철학으로, 경험과 관계를 물질적 소유보다 우선시한다. 물건을 줄이면 마음의 공간이 넓어지고, 청소와 정리 시간도 단축되며 생긴 여유 시간을 독서, 운동, 가족과의 시간 등 가치 있는 활동에 쓸 수 있다. 소유가 적으면 필요 없는 충동구매와 중복 소비가 줄어드는 부수적 효과도 있다.

미니멀 라이프는 결정 피로decision fatigue를 줄이는 효과가 있다. 결정 피로는 하루에도 수많은 판단을 내려야 하는 과정에서 심리적·인지적 에너지가 고갈되는 상태를 의미하며, 집중력, 판단력, 자제력을 떨어뜨린다. 스티브 잡스나 마크 저커버그가 매일 같은 옷을

입는 것도 이런 이유 때문이다.

　적은 물건과 심플한 공간은 감각을 예민하게 하고 감성을 깨우며, 지금 가진 것에 대한 감사함을 느끼게 한다.

　특히 현대에는 디지털 미니멀 라이프가 필요하다. 스마트폰과 노트북, TV 등으로 끊임없이 외부와 연결되는 삶은 진정한 휴식을 방해하고, 스스로의 생각과 감정을 돌아볼 시간을 빼앗는다. 의도적으로 디지털 기기를 멀리하고 자신에게 집중하는 시간은, SNS 속 타인의 삶보다 세월에 따라 변화하는 나 자신을 이해하는 데 훨씬 의미 있는 경험이 된다.

　『부모님의 집 정리』는 일본 번역서로 부모님이 돌아가시기 전이나 후에 부모님의 물건을 정리했던 15명의 사례가 실려 있다. 물건을 정리하게 된 계기도 다양하다. 부모님이 요양원에 가시거나, 합가했을 때, 돌아가신 후 등 여러 가지 경우가 있다.

　사회적 유행과 개성 있는 인물 묘사가 돋보이는 소설가 가키야 미우의 책『시어머니 유품정리』는 유품을 정리하며 겪는 심리적 변화를 세밀하게 보여준다. 고령의 부모가 남긴 짐은 주로 중년 자녀들이 처리하게 되는데, 멀리 떨어져 살았던 경우 정리에 1년 이상 걸리기도 한다.

　최근 일본에서는 이런 부담을 줄이기 위해 고령자 스스로 생전에 물건을 정리하는 사례가 증가하고 있다.

에너지와 시간을 진짜 중요한 것에 쓰자

몇 년 전, 가족이 아파 힘들어하던 친구에게서 "신문에 안 나고, 구급차 안 타는 평범한 일상이 정말 감사한 것이다."라는 말을 듣고 깊이 공감한 적이 있다. 한 지인은 아침에 눈을 뜨면 감사 기도를 하고, 잠들기 전에도 감사 기도를 하는데, 하나님이 언제 자신을 데려갈지 모르기 때문이라고 했다. 나이가 들수록 죽음을 많이 생각하게 된다는 그 말이 마음에 울림을 주었다.

　사람마다 중요시하는 가치는 다르지만, 삶의 본질에 집중하고 건강, 관계, 일 등 중요한 부분이 균형을 이룰 때 우리는 조화롭고 평온한 삶을 살아갈 수 있다.

　무엇보다 우리는 성취의 삶이 아니라 성장하는 삶을 살아야 한다. 성취는 목표를 이루면 끝나지만, 성장은 끊임없는 배움으로 이루어진다. 성취 중심의 삶은 경쟁자와 목표에 눈이 고정되지만, 성장하는 삶은 내적 변화를 가져온다.

　우리가 원한다면 정서적, 인격적, 지식적으로 계속 성장할 수 있다. 성숙한 사람의 인격의 향기는 오래 남으며, 한 사람이 죽은 뒤에도 그가 남긴 사랑, 지혜, 나눔은 남겨진 이들에게 귀한 정서적 유산이 된다.

　주변에는 다정하고 지혜로운 삶의 선배들이 있어 많은 것을 배우게 된다. 독실한 기독교인 한 분은 "가정은 주님 주신 사역지"라며 네 자녀를 한결같은 사랑으로 기르셨다. 다른 한 분은 얼마 전 병으로 돌아가신 남편을 회상하며, "나보다 남편이 나를 더 사랑했고, 내가 돌보기보다 남편이 나를 더 돌봤으며, 삶의 마지막 시간 동안 서로 원 없이 사랑했다."며 눈시울을 붉히셨다. 남편이 시각장애인이었다는 사실을 나중에 들었는데, 이분들의 사랑의 깊이는 감히 헤아리기 어렵다. 원망과 불평보다는 감사와 기쁨으로 삶을 이어가시는 모습은 늘 감동적이다.

　성당에 다니시는 친정어머니께서 성경 공부가 여름 방학을 맞았다고 하시기에, 무심코 "그럼 기도 모임도 잠시 쉬시나요?" 하고 여쭈었더니, "기도는 방학이 없지."라고 말씀하셨다. 짧지만 마음 깊이

울리는 말이었다. 연이어 들려오는 친구와 지인의 부고와 투병 소식에 마음이 황망하던 차였다. 어제 본 듯한 친구들의 모습이 아직 생생하고, 전화하면 목소리가 들려올 것만 같다.

세월 앞에 장사 없지만, 속절없이 흘러가는 시간의 강물 속에서 사는 것이 무엇인지, 이 땅의 삶이 무엇인지 멈추어 생각하게 되는 요즘이다. 나이가 들수록 기도할 일이 많아지고, 기도할 범위도 넓어짐을 새삼 느낀다.

머무는 동안 나누고, 가볍게 떠나는 삶

일본에서는 죽음을 준비하는 모든 활동을 종활終活이라고 한다. 종활은 삶의 마무리를 위한 과정으로 물건을 미리 정리하는 생전 정리生前整理, 유언장 작성, 장례 방식 사전 선택, 납골당 사전 예약 등이 포함된다. 평소에 미니멀 라이프를 실천하고 있는 사람이라면 죽어서도 단정한 모습을 남길 수 있다.

또한 일본의 지역 센터나 노인 복지 시설에서는 엔딩 노트ending note 쓰기 프로그램이 활발히 운영된다. 엔딩 노트에는 남기고 싶은 말, 연명 치료 여부, 장례식 때 연락할 사람들, 재산 및 물건 정리 안내, 은행 계좌·암호 목록 등을 적는다.

죽기 전에 사람들이 후회하는 일은 나라와 문화를 초월해 놀라울 만큼 비슷하다. 가장 아쉬워하는 것은 더 많이 사랑하지 못하고, 나누지 못한 일이다. 또한 타인의 시선을 의식하느라 자신의 삶에 온전히 집중하지 못한 것을 후회한다.

2022년, 미국 프린스턴 대학교 수학과 허준이 교수는 '수학계의 노벨상'이라 불리는 필즈상Fields Medal을 수상했다. 그는 2023년 서울대학교 졸업식에서 초청 연설을 했으며, 그의 연설은 많은 사람에게 깊은 울림과 감동을 주었다.

"여러 변덕스러운 우연이, 지쳐버린 타인이 그리고 누구보다 자신이 자신에게 모질게 굴 수 있으니 마음 단단히 먹기 바랍니다. 나는 커서 어떻게 살까, 오래된 질문을 오늘부터의 매일이 대답해 줍니다. 취업 준비, 결혼 준비, 육아, 교육, 승진, 은퇴, 노후 준비를 거쳐 어디 병원 그럴듯한 일인실에서 사망하기 위한 준비에 산만해지지 않기를 바랍니다. 무례와 혐오와 경쟁과 분열과 비교와 나태와 허무의 달콤함에 길들지 말길, 의미와 무의미의 온갖 폭력을 이겨내고 하루하루를 온전히 경험하길, 그 끝에서 오래 기다리고 있는 낯선 나를 아무 아쉬움 없이 맞이하길 바랍니다."

생활은 간소하게, 인생은 풍성하게 살자. 살아 있는 동안 곁에 있는 사람들을 따뜻하게 보듬고 사랑을 베풀자. 매일의 삶이 곧 유언이 되는 삶을 살자. 언제 삶이 끝나더라도 사랑과 격려가 가득했던 사람으로 기억되자. 가치 있는 일에 집중하고, 언젠가는 이 땅의 삶에 끝이 있음을 기억하자. 끊임없이 배우고 성장하며 성숙해지자.

그리하여 우리의 삶이 남은 사람들에게 거름이 되는 삶이 되도록 하자. 자신에게도, 타인에게도 너그럽고 아름다운 삶을 살자. 하루하루 온전히, 충만하게 살아가자.

doctor's advice

✓ 인생의 시작과 끝은 모두 빈손이다.

✓ 그 사이에 무엇을 쌓을지가 아니라 무엇을 남길지를 묻는 것이 지혜다.

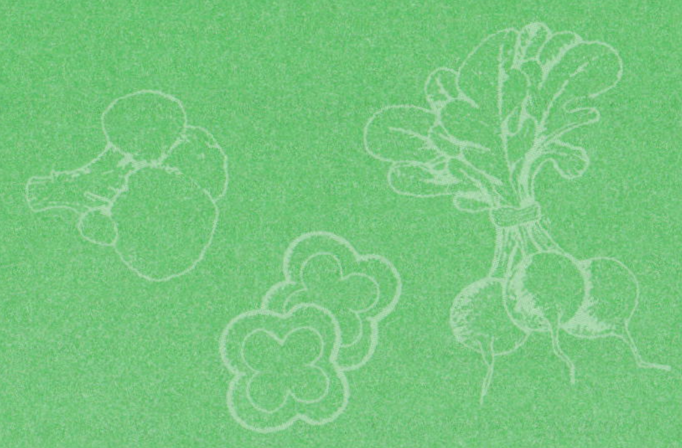

한 그릇 채소 해독식, 초간단 레시피

해독식이라고 해서 특별한 재료나 복잡한 조리가 필요한 것은 아니다. 기름을 줄이고 채소 비율을 높이는 것만으로도 식단은 충분히 가벼워진다. 한 그릇으로 간단히 완성할 수 있는, 자주 먹는 채소 중심 레시피를 정리했다.

*구체적인 분량을 적지 않은 재료는 개인의 기호와 식사랑에 따라 조절하면 된다.

토마토 병아리콩 샥슈카

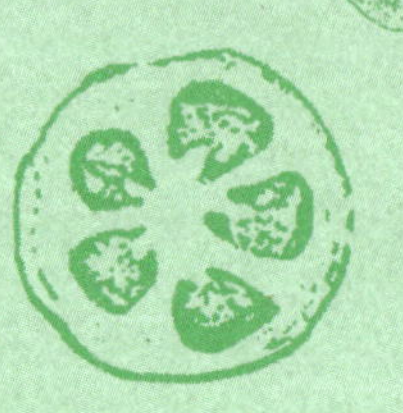

재료

병아리콩 1컵, 양송이버섯, 양파, 마늘, 셀러리, 토마토 스파게티 소스

만드는 법

1. 병아리콩은 불린 뒤 삶는다.
2. 양송이버섯, 양파는 먹기 좋은 크기로 썰고, 마늘은 편으로 썬 뒤 기름을 두른 팬에 넣고 볶는다.
3. 셀러리는 어슷썬다.
4. 냄비에 삶은 병아리콩, 볶은 채소, 셀러리와 함께 토마토 스파게티 소스를 넣고 끓인다.

특징·장점

샥슈카Shakshuka는 토마토소스에 단백질 재료를 넣어 팬에서 바로 끓여 먹는 지중해·중동식 요리로, 항산화 성분과 단백질을 함께 섭취할 수 있다. 통밀 사워도, 피타 브레드, 호밀빵, 바게트와 잘 어울린다.

카레 향 채소 두부 스크램블

재료

두부 1모, 브로콜리 1/2컵, 파프리카 1/2개, 양파 1/2개, 당근 약간, 카레 가루

만드는 법

1. 두부는 물기를 제거한 뒤 굵게 으깬다.
2. 브로콜리, 파프리카, 양파, 당근은 잘게 썬다.
3. 팬에 기름을 살짝 두른 뒤 2의 브로콜리, 파프리카, 양파, 당근을 넣고 익힌다.
4. 두부를 추가하고 수분이 날아가도록 볶는다.
5. 마지막에 카레 가루를 넣고 고루 섞는다.

특징·장점

기름 사용을 최소화해 열량 부담이 적다. 반찬으로 먹어도 되고, 밥 위에 얹어 먹어도 좋다. 두부를 너무 곱게 으깨지 않아야 식감이 살아난다. 카레 가루는 마지막에 넣어야 향이 날아가지 않는다.

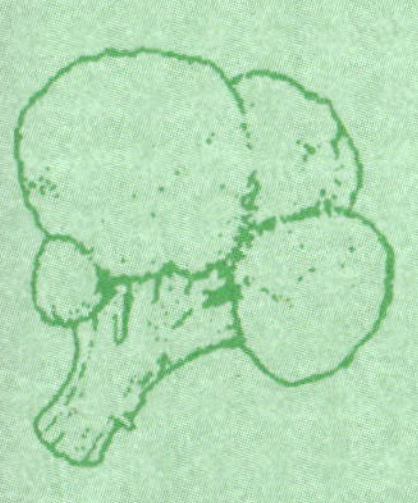

간단 찜 채소 비빔밥

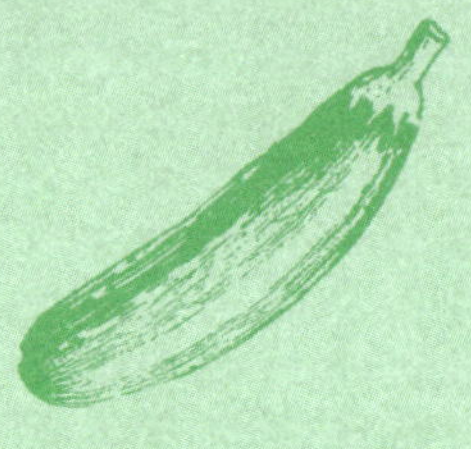

재료(2인분)

현미밥 2공기, 브로콜리 1/2개, 당근 1/2개, 애호박 1/2개, 가지 1/2개, 양배추 한 줌, 콩나물 한 줌, 버섯 약간

만드는 법

① 채소 재료를 먹기 좋은 크기로 썬다.

② 찜기에 단단한 채소인 당근과 브로콜리를 아래에 놓고, 수분이 많은 채소인 애호박, 가지, 양배추, 콩나물, 버섯을 위에 올리고 센불에서 8~10분간 찐다.

③ 현미밥 위에 찐 채소를 올리고 고추장이나 간장, 참기름을 넣어 가볍게 비빈다.

특징·장점

기름 없이 조리해 열량 부담이 적고, 다양한 채소를 한꺼번에 찌므로 조리 시간이 크게 단축된다. 채소의 수용성 비타민 손실이 적으며, 다양한 색의 채소를 통해 항산화 성분을 폭넓게 섭취할 수 있다.

병아리콩 늙은 호박죽

재료(2~3인분)

늙은 호박 3컵(껍질·씨 제거 후), 삶은 병아리콩 1컵, 양파 1/4개, 물(또는 채소 우린 물) 2~3컵, 고구마말랭이 약간, 소금 극소량

만드는 법

1. 늙은 호박은 큼직하게 썰어 푹 삶고 적당히 으깬다.
2. 냄비에 1의 호박, 삶은 병아리콩, 양파, 소금을 넣고 물(또는 채소 우린 물)을 더해 농도를 맞춘 후 살짝 끓인다.
3. 마지막에 고구마말랭이를 잘라 넣는다.

특징·장점

죽 형태라 먹기 부드럽고 소화가 잘되며, 병아리콩과 고구마말랭이가 씹는 맛을 더한다.

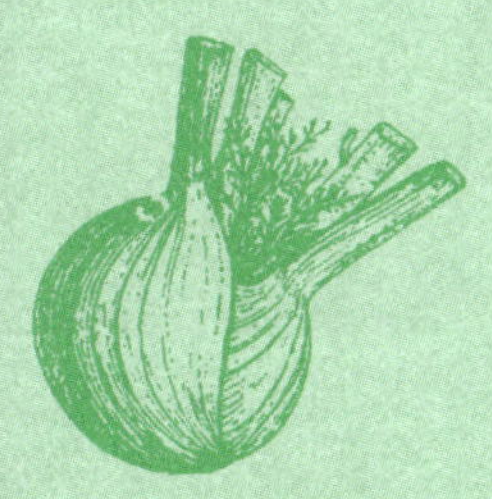

말린 채소 들깨죽

재료

불린 현미 1/2컵, 말린 애호박·무·버섯 한 줌씩, 들깻가루 2큰술

만드는 법

1. 말린 채소는 불린 뒤 잘게 썬다.
2. 냄비에 불린 현미와 물을 충분히 넣고 푹 끓인다.
3. 2에 1의 채소를 넣고 익힌다.
4. 마지막에 들깻가루를 넣고 고루 섞는다.

특징·장점

말린 채소는 영양 밀도가 높고 저장성이 좋다. 죽은 속을 편안하게 해주는 따뜻한 식사이다.

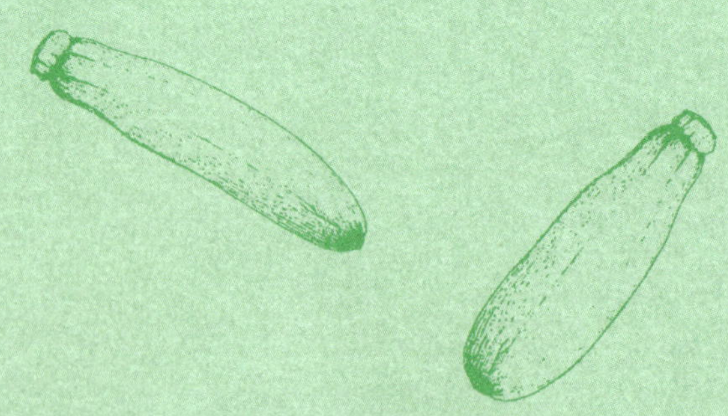

채소 듬뿍 샐러드 냉파스타

재료

통밀 파스타, 새우, 방울토마토, 오이, 파프리카, 적양파, 샐러드 채소

〔드레싱〕

올리브유·화이트 발사믹 식초·백간장(1:1:1 비율), 소금·후춧가루·다진 마늘 약간씩

만드는 법

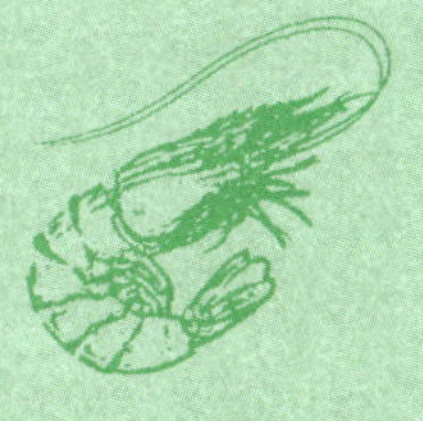

① 파스타를 삶고, 새우는 데친다.

② 채소는 한입 크기로 썬다.

③ 볼에 드레싱 재료를 넣고 고루 섞는다.

④ 3에 1의 파스타와 새우, 2의 채소를 넣고 섞는다.

특징·장점

파스타보다 채소 비율을 높여 먹으면 더욱 좋다. 냉장고의 남은 채소를 활용하기 좋고 어느 채소나 무난히 어울린다.

후무스 채소볼

재료

삶은 병아리콩 1컵, 올리브유 1큰술, 레몬즙 1큰술, 파프리카, 오이,

당근, 셀러리

만드는 법

❶ 삶은 병아리콩을 갈아 후무스를 만든다.

❷ 파프리카, 오이, 당근, 셀러리는 가늘게 썬다.

❸ 그릇에 후무스와 2의 채소를 담고 올리브유와 레몬즙을 뿌린다.

특징·장점

식이 섬유와 식물성 단백질이 풍부해 혈당 상승을 완만하게 하고,

포만감도 높아 간단한 한 끼 대용으로 좋다.

브로콜리 감자 도 피자

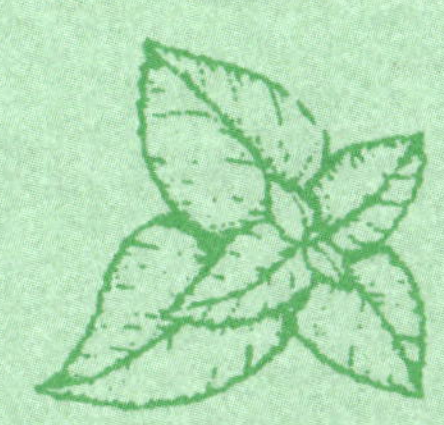

재료

감자, 브로콜리, 양파, 피자치즈, 바질

만드는 법

1. 감자는 최대한 곱게 채 썬다.
2. 브로콜리는 다지고 양파는 채 썬다.
3. 기름을 두르고 달군 팬에 1의 감자를 피자도처럼 펼쳐 익힌다.
4. 감자의 밑면이 잘 익으면 넓은 그릇을 이용해 뒤집어서 반대편도 익힌다.
5. 다시 한번 뒤집은 후 채 썬 양파, 피자치즈, 다진 브로콜리를 얹고 약불로 익힌다. (완성 후 바질이나 케첩을 뿌려도 된다.)

특징·장점

팬 하나로 조리 가능한 간단한 요리다. 밀가루로 만든 피자도 대신 채 썬 감자 위에 신선한 채소와 치즈를 올려 고소하고 풍부한 맛을 낸다. 감자 대신 단호박으로도 만들 수 있다. 친정어머니의 레시피이기도 하다.

두부 콩국수

재료

두부, 깨, 아몬드, 콩물, 국수, 오이

만드는 법

1. 두부를 끓는 물에 넣어 살짝 데친다.
2. 믹서에 데친 두부, 깨, 아몬드, 콩물을 넣고 간다.
3. 국수를 삶아 찬물에 헹군 뒤 2의 콩물을 붓는다.
4. 오이를 채 썰어 얹는다.

특징·장점

콩물에 깨와 아몬드를 더해 고소함을 배가했다. 식물성 단백질이 풍부해 든든하면서도 건강한 한 끼로 즐기기에 좋다.

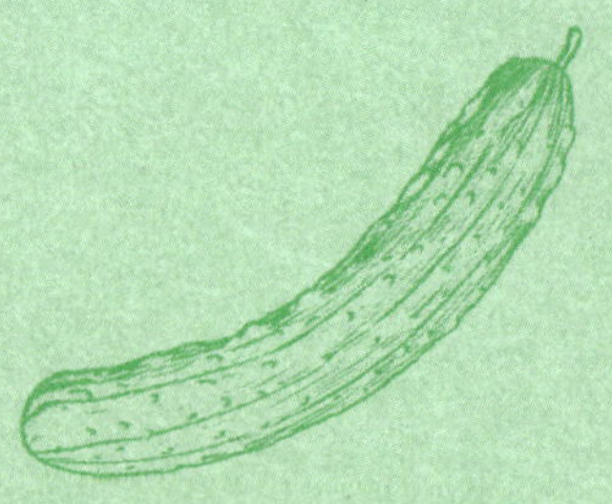

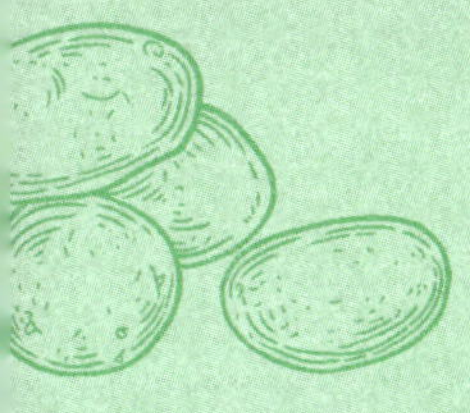

이탤리언 허브 시즈닝 감자 샐러드

재료

감자 3개, 적양파 1/4개, 유기농 스위트콘(옥수수 캔) 1병, 이탤리언 허브 시즈닝, 마요네즈, 소금 1작은술

만드는 법

1. 감자는 껍질을 벗겨 깍둑썰기 한 뒤 삶아 식힌다.
2. 적양파는 채 썬 후 잘게 다진다.
3. 유기농 스위트콘은 체에 걸러 물기를 뺀다.
4. 큰 볼에 감자를 넣고 적당히 으깬 후 물기 뺀 옥수수, 다진 적양파, 이탤리언 허브 시즈닝, 마요네즈, 소금을 넣고 고루 섞는다.

특징·장점

바질, 오레가노, 타임, 로즈메리, 파슬리 등의 여러 허브와 양파, 마늘, 레드 페퍼 등이 들어 있는 이탤리언 허브 시즈닝을 사용해 풍미를 더했다. 적양파와 노란 옥수수가 조화를 이뤄 색감이 화려하고 먹음직스럽다.

지중해식 구운 가지 토마토 샐러드

재료

가지, 방울토마토, 블랙 올리브, 루콜라(또는 어린잎 채소), 바질

〔드레싱〕

엑스트라 버진 올리브유, 화이트 발사믹 식초, 소금·후춧가루 약간
씩, 다진 마늘

만드는 법

❶ 가지는 1cm 두께로 둥글게 또는 길게 썰고, 방울토마토는 반으
로 자른다.

❷ 에어프라이어를 180℃로 예열한 뒤 가지와 방울토마토를 넣고
12~15분 정도 굽는다(가지가 부드러워지고 방울토마토가 살짝
터질 때까지).

❸ 볼에 드레싱 재료를 넣고 고루 섞는다.

❹ 그릇에 구운 가지와 방울토마토, 블랙 올리브, 루콜라, 바질을 담
고 드레싱을 뿌린다.

지중해 지역에는 가지를 이용한 요리가 많다. 구운 가지는 삶았을 때와 달리 쫄깃한 식감과 은은한 단맛이 있다.

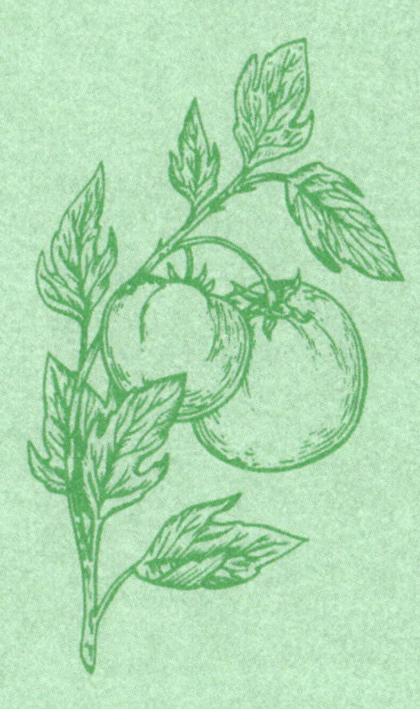

비트·사과 샐러드

재료

비트 1/2개, 사과 1/2개, 화이트 발사믹 식초, 견과 약간

만드는 법

1. 비트와 사과를 채 썬 뒤 화이트 발사믹 식초를 뿌려 섞는다.
2. 견과를 올린다.

특징·장점

조리법이 간단하고 비트와 사과의 색이 선명해 식욕을 돋운다. 항산화 성분과 식이 섬유가 풍부하며 포만감이 오래가는 샐러드다.

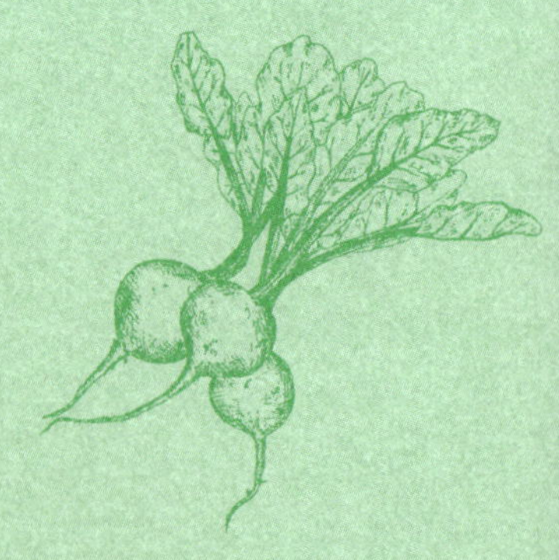

단호박 견과 샐러드

재료

냉동 찐 단호박(시판 제품), 견과류

만드는 법

1. 냉동 단호박을 실온에 두거나 전자레인지의 해동 모드로 돌려 해동한다.
2. 해동한 단호박을 포크로 적당히 으깬 뒤 견과류를 섞는다.

특징·장점

재료도 간단하고 조리법도 단순해 언제든지 쉽게 만들 수 있다. 간식, 디저트, 다이어트 식단 등으로 부담 없이 먹기 좋다.

검은깨 드레싱 연근 무침

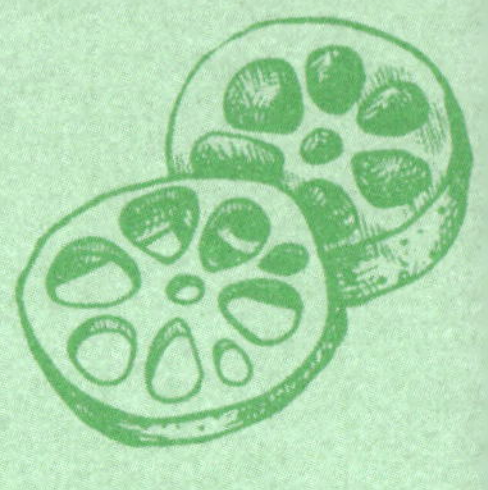

재료

연근, 검은깨, 마요네즈, 화이트 발사믹 식초, 꿀, 다진 마늘, 새싹 샐
러드

만드는 법

① 연근은 껍질을 벗겨 얇게 자르고, 물에 잠시 담가 전분과 떫은맛
을 제거한다.

② 끓는 물에 소금과 함께 연근을 넣고 2~3분 데친 후 찬물에 헹
군다.

③ 검은깨는 미니 절구에 넣고 적당히 빻아 가루로 만든다.

④ 볼에 마요네즈, 화이트 발사믹 식초, 꿀, 다진 마늘, 검은깨를 넣
고 잘 섞는다.

⑤ 데친 연근을 드레싱과 잘 버무리고 그릇에 담은 후 새싹 샐러드
를 올린다.

특징·장점

고소한 참깨와 부드러운 마요네즈가 아삭한 연근과 어우러져 풍미
를 더한다.

콜라비 말랭이 무침

콜라비 말랭이, 고춧가루, 백간장, 식초, 참기름, 다진 마늘, 깨

만드는 법

❶ 콜라비 말랭이를 물에 살짝 불린 후 물기를 짠다.

❷ 볼에 고춧가루, 백간장, 식초, 참기름, 다진 마늘을 넣고 잘 섞는다.

❸ 볼에 불린 콜라비 말랭이, 2의 양념을 넣고 골고루 버무린 뒤 깨를 뿌린다.

특징·장점

콜라비 말랭이는 은은한 단맛이 특징이며 샐러드나 간단한 반찬으로 활용하기 좋다. 말린 재료라 보관도 쉽고 조리도 간편하다.

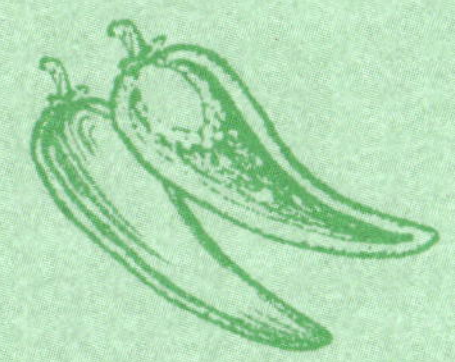

간단 배추전

재료

배춧잎, 부침가루, 양념간장

만드는 법

1. 배춧잎은 깨끗이 씻어 물기를 제거한다.
2. 볼에 부침가루와 물을 넣고 섞어 묽은 반죽을 만든다.
3. 팬을 약불로 예열하고 기름을 두른 뒤 반죽을 얇게 묻힌 배춧잎을 올린다.
4. 앞뒤로 노릇하게 굽고, 그대로 잘라서 먹거나 양념간장에 찍어 먹는다.

특징·장점

배추의 아삭한 식감과 은은한 단맛을 그대로 살린 전이다. 조리 과정이 간단하고 평양냉면처럼 담백하고 심심한 맛이 매력이다.

브로콜리 두유 스무디

재료

브로콜리, 무가당 두유, 바나나

만드는 법

1. 브로콜리를 끓는 물에 넣고 데친 뒤 찬물에 헹군다.
2. 믹서에 데친 브로콜리, 두유, 바나나를 넣고 간다.

특징·장점

항산화 채소를 간편하게 섭취할 수 있다. 아침 공복 해독 음료로 활
용할 수 있다.

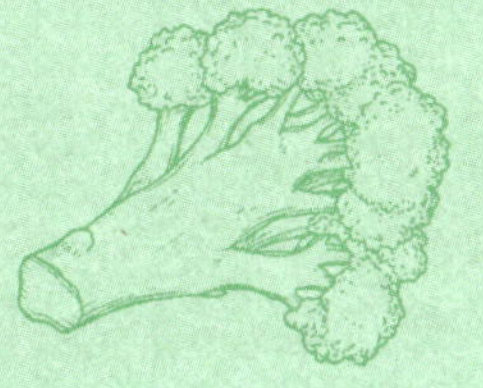

블루베리 두유볼

재료

냉동 블루베리 1컵, 두유

만드는 법

❶ 그릇에 냉동 블루베리를 그대로 담는다.

❷ 냉동 블루베리가 보일 정도로 두유를 조금만 끼얹는다.

특징·장점

달지 않으면서도 사각사각한 식감이 있어 셔벗처럼 시원하게 즐길
수 있다.

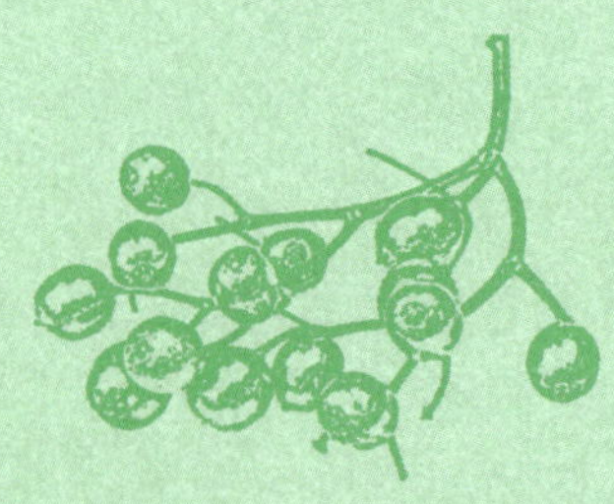

채소 해독식

세포 속 독소를 없애는 클린 혁명

초판 1쇄 발행 2026년 4월 13일
지은이 이정인
펴낸이 안지선

편집 신정진
디자인 다미엘
마케팅 타인의취향 김경민·강지민·강민지
경영지원 강미연

펴낸곳 (주)몽스북
출판등록 2018년 10월 22일 제2018-000212호
주소 서울시 강남구 테헤란로 151, 1006호
이메일 monsbook33@gmail.com

ⓒ 이정인, 2026
이 책 내용의 전부 또는 일부를 재사용하려면
출판사와 저자 양측의 서면 동의를 얻어야 합니다.
ISBN 979-11-998378-0-5 03510

이 책은 건강한 식탁을 제안하는 안내서입니다.
질환이 있거나 치료 중인 분은 주치의와 상의하시기 바랍니다.

mons
(주)몽스북은 생활 철학, 미식, 환경, 디자인, 리빙 등 일상의 의미와
라이프스타일의 가치를 담은 창작물을 소개합니다.